只要趴對就健康！

1天1分鐘 脊椎矯正術

うつぶせ1分で健康になる

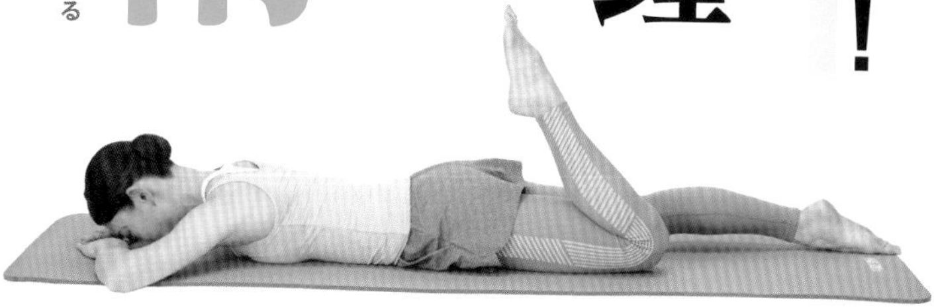

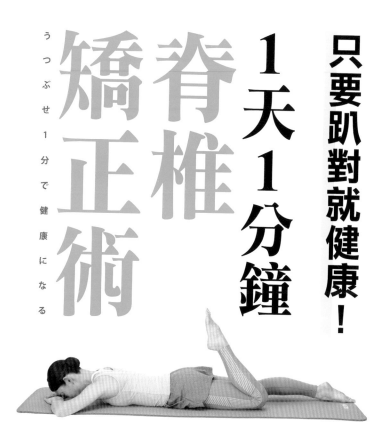

物理治療師
乾亮介◎著

骨外科醫師
岡田欣之◎監修

綜合內科醫師
岡田真理子◎監修

肩膀僵硬、腰痛、駝背、
行走困難、手腳冰冷、
自律神經失調、
失眠、吸入性肺炎……

1天1分鐘，
只要趴得正確，
身體變化超有感。
讓你越來越健康，
生活更輕鬆！

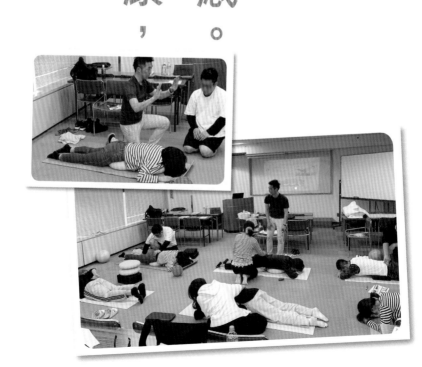

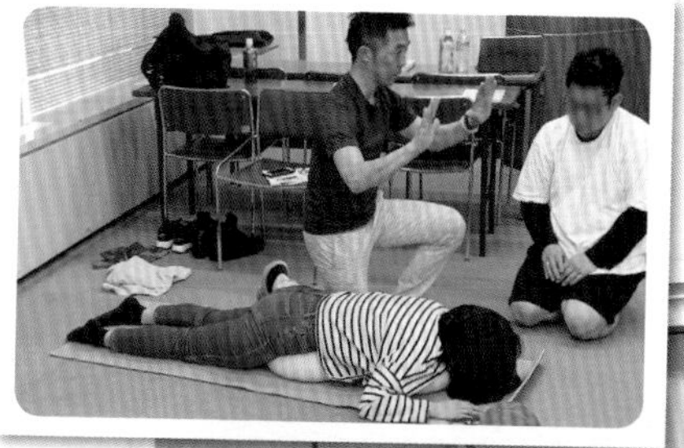

基本姿勢

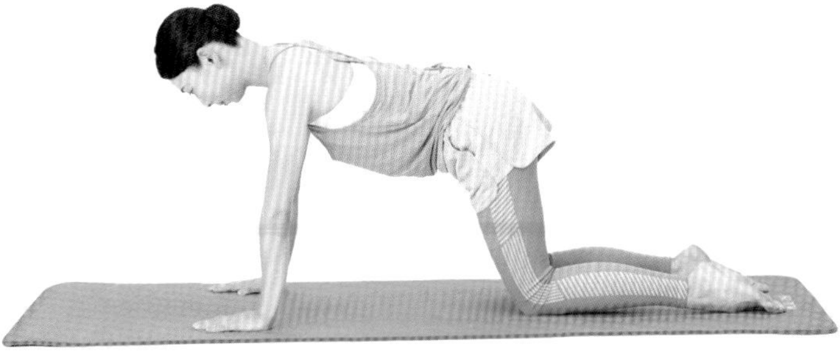

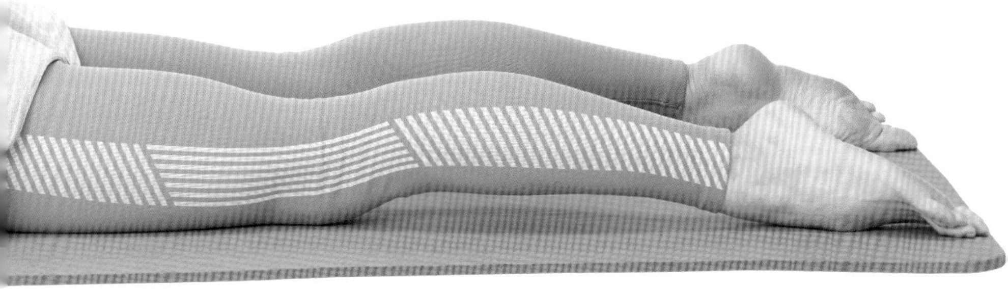

持續 1 分鐘，
只要趴著就好了！

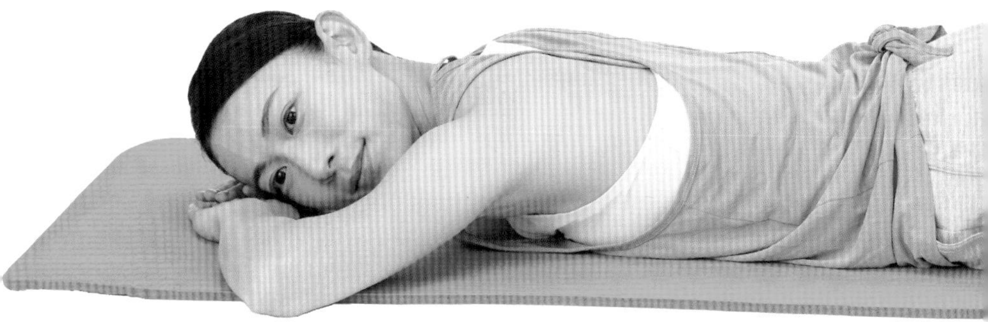

趴著！

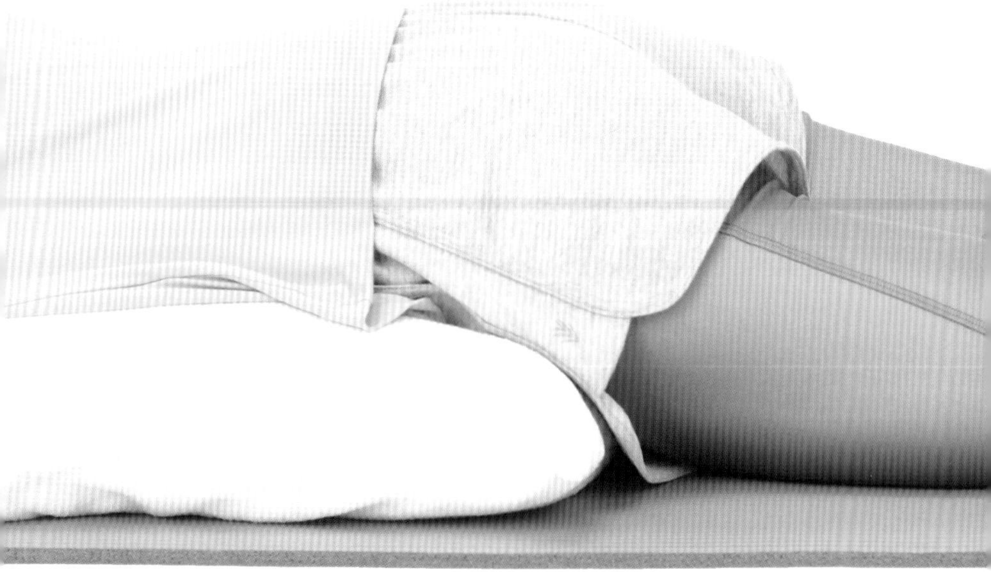

最初可從 30 秒開始，
習慣後，晚上睡前 1 分鐘，
或是早上起床前 1 分鐘……
在方便的時段，這樣趴著就好。

真的只要

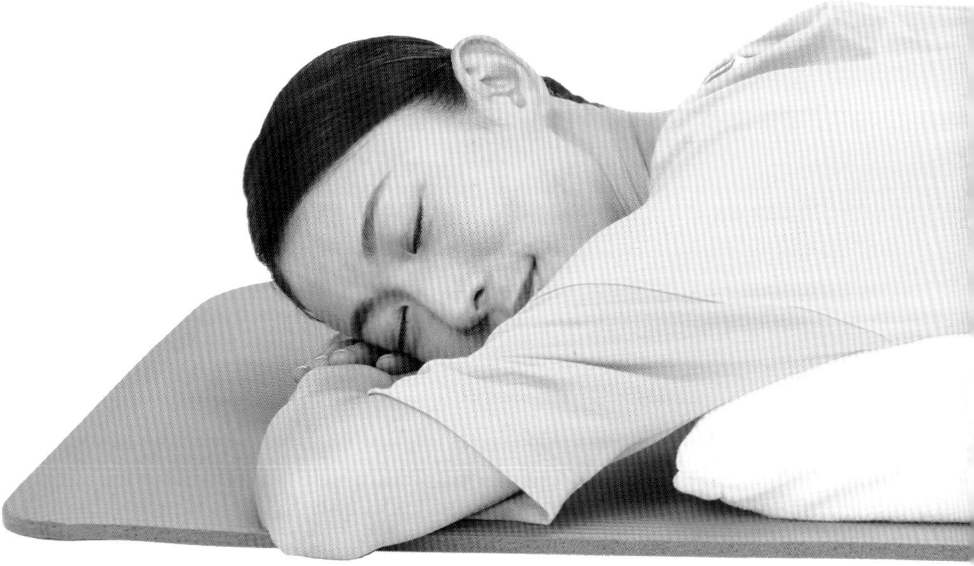

就是這麼簡單！

效果驚人！

吃飯
不容易
嗆到了

變得很
好入睡

就能
解決身體不適！

身體不會
硬梆梆

可以闊步行走
不再容易絆倒

體態變美

不知不覺
腰圍也變小

只需要
1天趴1分鐘，

呼吸
變得順暢

腰背不再
疼痛

食欲大增

不容易感冒

前言 你可以輕鬆趴著嗎？

我在取得物理治療師的國家證照後，任職於綜合醫院的復健科，負責各年齡層患者的復健治療。這些患者的病症各式各樣，包括骨外科疾病、呼吸道疾病、腦血管疾病或心血管疾病等等。

這16年的臨床經驗，讓我接觸了超過兩千名復健治療的病患。如今我開始經營「預防醫學」沙龍與「皮拉提斯」教室，每天面對著無數患者的身體不適和困擾，同時也努力向他們傳達預防的重要性。在這期間，我不斷探索一切可能，全心全意為患者治療。

在這段過程中我發現透過強化核心肌力改善姿勢，有效減緩了患者許多身體不適的症狀。因此，我想向大家介紹「趴姿」這項誰都能簡單做到，還可取得驚人療效的方法。

只要養成1天1分鐘，讓身體平趴在地面的習慣，就可鍛鍊腹肌和背肌，達到強化核心並矯正脊椎的作用，讓姿勢回正。在本書中，我以物理治療師長年的臨床經驗，站在預防醫學的立場，向大家解說這個動作不為人知的療效。

利用趴姿矯正姿勢，不只能夠減緩腰痛、肩膀僵硬、疲倦等不適，還可以幫助高齡者預防因身體僵硬、腰背彎曲等原因而出現的呼吸困難、行走不便、嗆咳等症狀，對於維持健康、延長壽命有相當大的助益。

我認為沒有其他方法可以像趴姿一樣，既簡單又有如此好的效果。

從今天起，1天1分鐘，一起試著將身體趴直吧！

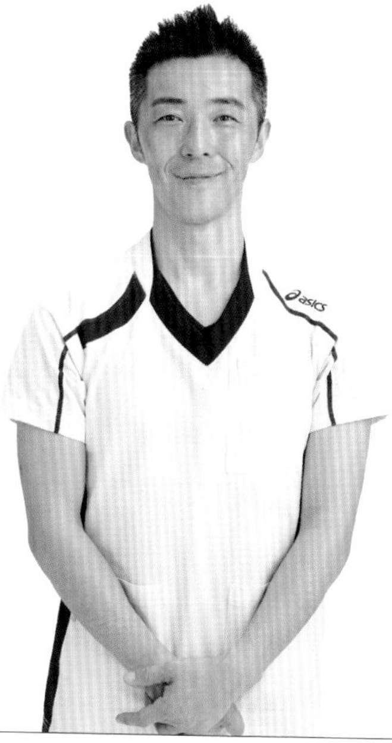

物理治療師

乾 亮介

目次

前言 你可以輕鬆趴著嗎？ …… 10

PART 1 為什麼「趴著」對身體好？

誰都可以輕鬆做到，比伸展還簡單！

脊椎歪斜導致的症狀，只要身體朝下趴就可以改善！ …… 18

■ 物理治療師臨床多年的解答，最簡單又有效的復健動作 18

■ 長期姿勢不佳，導致身體狂發警訊 19

■ 正確的趴姿可矯正不良姿勢 21

讓身體找回正確的呼吸方式 …… 23

■ 將胸、背伸展開來，氧氣才能進入體內 23

■ 理想呼吸帶來的好處 25

開始實踐！

嘗試趴著看看，你辦得到嗎？ …… 26

很難朝下趴著的人，從側臥開始 …… 32

什麼才是理想的姿勢？ …… 35

■ 從4大要點分辨姿勢的好壞 35

從站姿就看得出來！自我檢視姿勢的方法……40
■看起來是「正確姿勢」，事實卻並非如此 40
腹部伸展帶動肋骨活動，達到理想的呼吸狀態……43
■呼吸與姿勢之間息息相關 43
■與其讓腹部鼓脹，不如想像肋骨擴張的狀態 46
增強腹肌與背肌，用趴姿鍛鍊核心力量！……49
■駝背的原因絕大多數是核心無力 49
■趴姿是人類成長發育的基礎 51
伸展髖關節！在趴姿中找回健康步伐……53
■擴大髖關節的角度，步伐變大變穩固 53

老年人的隱形殺手！用趴姿預防吸入性肺炎……56
■關鍵在於「頸部位置是否正確？」 56

從醫師的角度說明「趴姿」對身體的好處 58
嚴重駝背者的新型療法
——岡田欣之醫師（骨外科醫師・醫學博士） 58
在一呼一吸中調整自律神經
——岡田真理子醫師（綜合內科醫師・醫學博士） 60

我的初衷
有方法避免長期臥床嗎？我得到的答案是「趴姿」

PART 2

體驗者的實際感受！
1天趴1分鐘，有感改善身體的不適症狀！

舒緩緊繃的身體，讓僵硬變柔軟 68
減緩腰痛與肩膀僵硬 70
矯正僵硬造成的惱人駝背 72
消除緊繃日常中囤積的疲勞 74
平衡紊亂神經，睡眠品質提升 76
改善循環，告別手腳冰冷 78
免疫機能提升，打造抗病體質 80
步伐變得穩健，走路不易跌倒 82
活絡腸道和肌力，塑造平坦小腹 84
清除老廢物質，避免囤積痰液 86
提高大腦效能，強化專注力 88
1天趴1分鐘產生的奇蹟不勝枚舉！ 90

PART 3

強化背&腰&腿肌力，趴著做的運動！

喚醒身體原本的機能！

基礎運動1 自行走路到100歲 強化大腿內側肌、伸展大腿前側肌 100

基礎運動2 笨重的身體變輕盈 強化臀部、鍛鍊大腿 102

進階運動1 矯正姿勢、步伐增大 強化臀部到大腿內側 106

進階運動2 輕鬆維持良好姿勢 強化背肌 108

不方便趴臥時的運動 放鬆肋骨和脊椎 伸展腹部 110

1天1分鐘真的有效？想知道更多「趴」的知識！ 112

後記 118

參考文獻 120

採取趴姿時的
注意事項

1. 飯後需經 30 分鐘以上才可進行。

2. 第一次做時，請把動作放慢。最初從維持 30 秒開始，過程中，如果感到任何不適，請立刻停止，不要勉強繼續。

3. 身體感到疼痛或不舒服時，請立刻停止動作。

4. 因為會壓到腹部，孕婦請勿進行。

5. 有感冒等身體不適時請勿進行。

6. 請注意勿以趴姿入睡，會對身體造成負擔。另外，長時間進行時，需視身體狀況適可而止，請勿勉強繼續。

7. 趴著的時候閱讀和使用手機，將造成腰部的負擔。所以請專心趴著就好，不要同時做其他行為。

PART

1

誰都可以輕鬆做到，比伸展還簡單！

為什麼「趴著」對身體好？

脊椎歪斜導致的症狀，只要身體朝下趴就可以改善！

物理治療師臨床多年的解答，最簡單又有效的復健動作

身為一名擁有多年復健臨床經驗的物理治療師，我不斷思考究竟要如何讓人健康延長壽命，而不因為年老、生病等問題而需長期臥床。

最後我得到的答案是：趴姿。

雖然很多人都會因此感到無比驚訝：「只要單純趴著就好了？」但相信我，要改善身體各種不適，沒有比趴著更好的方式。

其實，在物理治療的領域，趴的姿勢是很常見的療法，正式名稱為「俯臥療法」（prone position therapy），多用於呼吸復健，是一種人工呼吸道照護的姿勢，可協助排痰和預防嗆咳。另外，也是一種常用於腦中風、骨外科相關疾病的復健姿勢。

我曾遇過一個案例，有名患者因為雙腳無力，擔心將來有長期臥床的危機，因此來詢求治療方法。

這名患者一開始連趴著都難以做到，卻在持續堅持訓練，並搭配皮拉提斯等各種治療輔助後，得到顯著的效果，最後竟然可以獨自行走。更令人開心的是，因為背肌伸展的關係，他的食量也增加了，體重不再往下掉，擁有更健康的身體。

不只是高齡者才有這樣的效果。不分年齡，只要每天保有健康的習慣，都能有效改善駝背、肩膀僵硬、腰痛、行走困難、慢性疲勞、自律神經失調、凸肚圓腹、食欲不振、睡眠障礙等各種身體不適。

長期姿勢不佳，導致身體狂發警訊

在這個時代，大家免不了長時間維持前傾的姿勢。譬如，操作電腦、使用手機、辦公室裡的文書工作、搭乘捷運或坐車移動等等，都是生活中常見的例子。然而，大家對於這樣的前傾姿勢會改變骨骼與內臟排列的問題，卻沒有一絲警覺性。

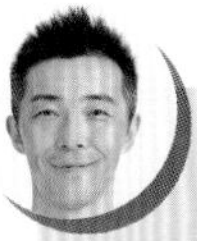

不分年齡都有效果！

趴著的姿勢不只適用於高齡的久臥者，即使是現在身體尚未出現大問題的年輕人，這樣做也有效用。很多人體驗過後都反應腰痛或肩膀僵硬獲得改善，尤其是在睡眠上的變化最為明顯，變得很好入睡，睡眠品質提高了，長期累積的疲勞也漸漸消除。

例如：脊椎歪斜後重心偏移，頭部必須花費更多的力氣，才能支撐重量不輕的頭部，頭部也因此比脊椎更往前突出。肩頸為了支撐頭部而負荷過重，導致肩膀僵硬。

不僅如此，原本呈S形的脊椎也會變形，使核心肌力失衡，造成腰痛。變形的脊椎還會影響骨盆，當骨盆位置歪斜時，連帶影響髖關節的活動，造成行走困難。

另外，脊椎是自律神經的通道，所以當脊椎的排列不正時，自律神經的運作也會因此紊亂，引起失眠等問題。

姿勢不佳帶來不必要的肌肉失衡或緊繃，使血液循環不良，也會導致手腳冰冷。而且，脊椎變形還可能影響呼吸，這部分將於後續再詳細為大家說明。

容易發生在高齡者身上的吸入性肺炎，其實也受到姿勢不佳的影響。因為駝背使頭部向前突出，造成頭部、頸部的位置偏移，如此一來，吃東西時就會影響到吞嚥肌肉的活動，增加嗆到的機率。

諸如此類的身體不適，其實都是衍生自姿勢不良的問題。因此，一旦姿勢調整好，便能改善這些不適的狀況。

正確的趴姿可矯正不良姿勢

我們的脊椎原本就被設計為方便彎曲的結構。因為自古以來人類的活動，多是往前彎曲身體的動作，脊椎自然有向前彎曲的傾向。相對來說，伸直的需求就比較少。

當我們將身體呈趴姿時，便能借助重力讓身體筆直伸展。

如此一來，原本承受體重壓力的背後側邊肋骨得以舒展，胸肋關節（連結胸椎和肋骨的關節）活動變得更順暢，方便肋骨擴展。肋骨與脊椎中最容易形成駝背的胸椎息息相關。因此趴著的時候，能舒緩胸椎和周邊肌肉的緊繃，讓它們更伸展開來，可有效預防駝背和改善姿勢。

世界上有各式各樣矯正姿勢的運動，然而，站立的姿勢受到重力影響，容易造成背肌伸展的負擔，難以保持同一姿勢。若是趴的姿勢，不需用肌肉抗衡重力，所以光是這個原因，就能更輕鬆達到矯正姿勢的目的。

除此之外，從趴著到起立，一連串的動作都會使用到腹肌和背肌，所以自然而然能訓練到保持正確姿勢的肌力，可說是相當理想的運動。

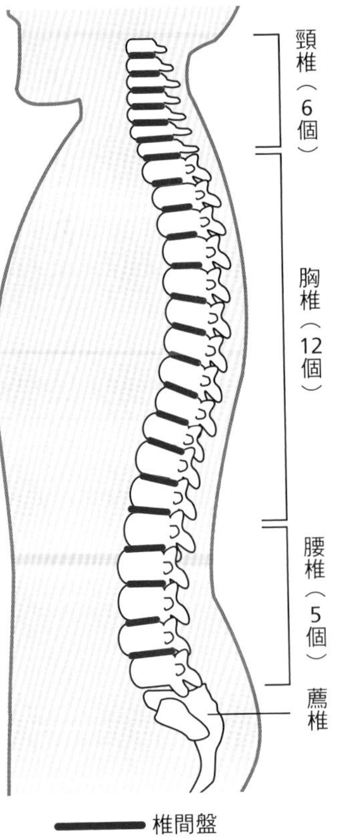

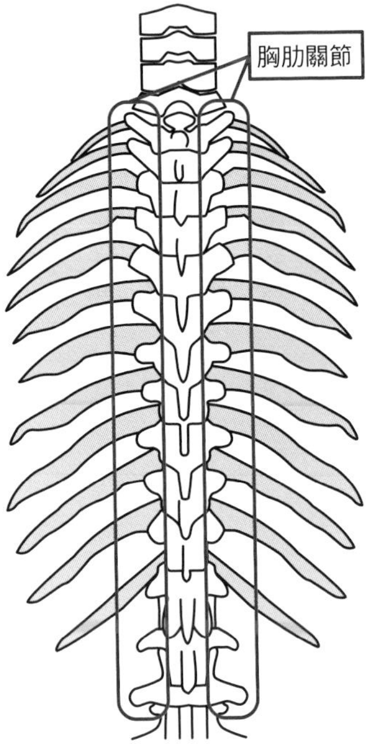

脊椎骨和肋骨由胸肋關節連結，藉由趴姿，促進這部分關節的活動，有助於肋骨的擴展。

姿勢不良是人類的宿命？

現代人特有的生活習慣，例如滑手機、打電腦、運動不足等，確實為姿勢帶來許多不好的影響。然而，仔細想想人類從過去以來，日常中的洗手、洗臉、打掃等等動作全是前傾的姿勢，也就是說，「前傾」已經是人類習慣性的既有動作。

原因很單純，因為人類脊椎構造原本就被設計成方便前彎。也因為骨骼方便彎曲，我們在正常生活的情況下很容易出現錯誤的動作，久而久之，姿勢自然會惡化。再加上年歲漸增，肌力逐漸下降，連帶造成脊椎骨間的椎間盤突出。

話雖如此，我們依然可藉由改變習慣來防止姿勢惡化。透過矯正每天的動作，到了 80 多歲，甚至 90 多歲依舊可以維持理想的姿勢。

讓身體找回正確的呼吸方式

將胸、背伸展開來，氧氣才能進入體內

現代人不分年齡，呼吸較淺的占多數。這是由於姿勢惡化等因素，使得呼吸時肋骨和胸部無法擴張所導致。

請將肺部構造想像成針筒，這樣一來比較方便理解。

拉開針筒的活塞時，水或空氣會進入針筒（筒狀部分）內。肺的運作原理與針筒相同，包圍肺的骨骼「胸廓」擴張後，能間接促使肺部膨脹，讓空氣得以進入。

許多久病臥床的人，長時間處於仰躺的姿勢，背部持續受到重力的壓迫而限制了肋骨的活動，導致背部無法膨脹，呼吸自然越來越淺。

這時候，如果改用朝下趴著的姿勢，便能紓解緊繃的背部，讓肋骨的可動範圍增加，呼吸更順暢。此外，身體裡的內臟受到地心引力影響往下後就不會壓迫到腹部，

當橫膈膜的壓力減輕，運作自然沒有阻礙。

橫膈膜肌肉具收縮性，功能好比針筒中的活塞，藉由橫膈膜的活動，可讓肺部吸入大量的空氣，促進深呼吸。

當呼吸變得深層，將有助副交感神經的活絡，讓身體得以放鬆，大大幫助了有無法熟睡或其他睡眠困擾的人。

最重要的好處是，呼吸情況改善，能夠24小時不間斷地為身體帶來好的影響。

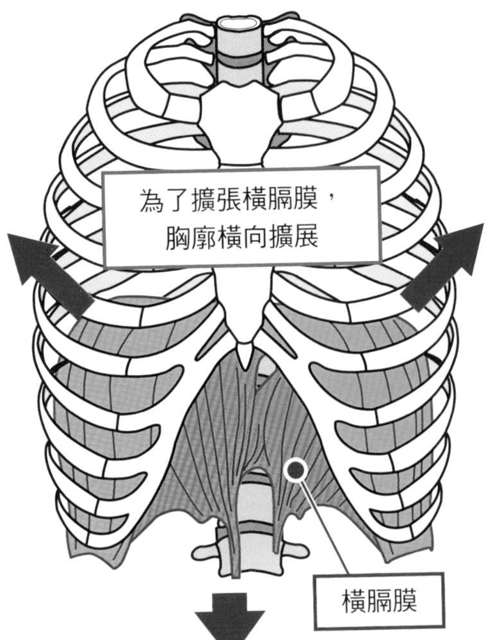

橫膈膜下移，吸入空氣

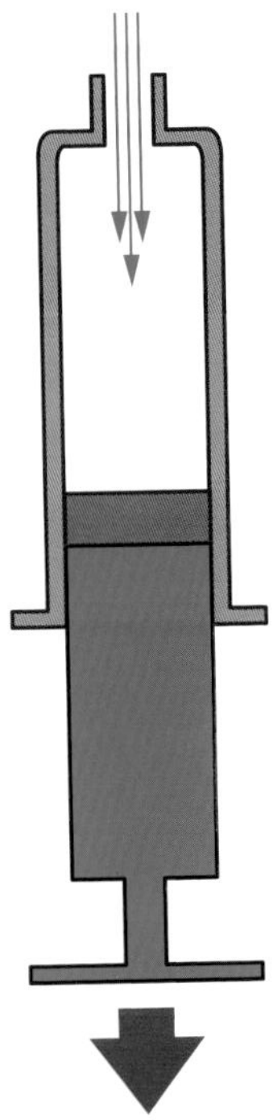

拉起針筒活塞，吸入液體

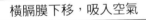

理想呼吸帶來的好處

❶ 全身上下包括腦部與手腳末端，都充分獲得氧氣。
❷ 腦中氧氣充足，頭腦清晰。
❸ 肩頸不易緊繃，容易放鬆。
❹ 促進腹部深層的腹橫肌收縮，輔助其他深層肌肉，穩定腰部和骨盆。
❺ 骨盆底肌收縮，促進腹橫肌的活動。
❻ 呼吸變深，按摩到橫膈膜、肝臟、腸胃，有助改善便秘。
❼ 因為呼吸肌肉（肋間肌、橫膈膜）的活動，提高新陳代謝，有助減重。
❽ 接近原本理想的姿勢，體態變好。
❾ 呼吸變深，分泌腦內物質「血清素」，心情穩定，紓解壓力。
❿ 副交感神經活絡，自律神經協調。
⓫ 因為自律神經協調，腸道變好，改善手腳冰冷。
⓬ 變得很好入睡，不失眠。

開始實踐！嘗試趴著看看，你辦得到嗎？

對有些人來說，一開始可能有點困難，
但只要每天持續下去，就會感覺到身體一點一滴的變化。

POINT
只要是平地，
鋪上墊子之後，
就可以趴下來了。

POINT
趴著的時候，
腳可以活動。

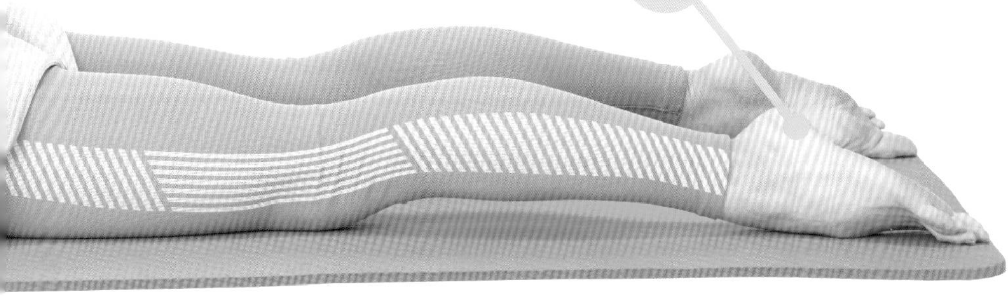

POINT
腳尖朝向不同的
方向也沒關係。

若趴著的時候沒有感覺任何不舒服，
持續1分鐘以上也可以！

建議在晚上睡前1分鐘進行，
習慣之後，早上剛起床時也可以做，
逐漸增加時間，效果更好。

POINT 臉朝自己舒服的方向即可。
如果不會感到不舒服，
也可以時不時換個方向。

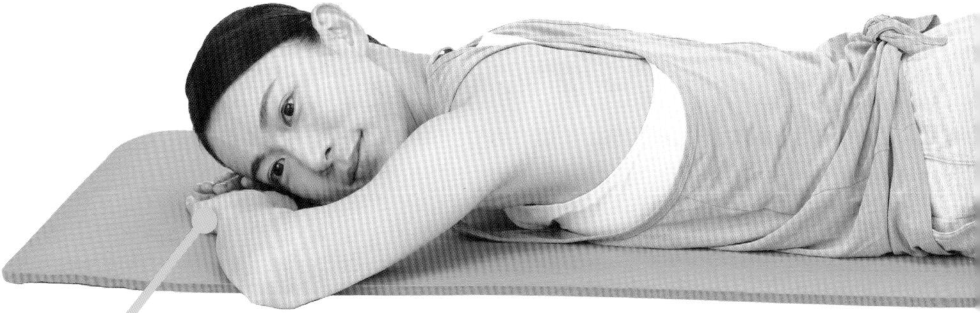

POINT 手掌向下。

從30秒開始嘗試，
習慣之後
維持1分鐘的趴姿。

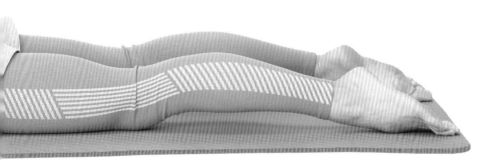

1

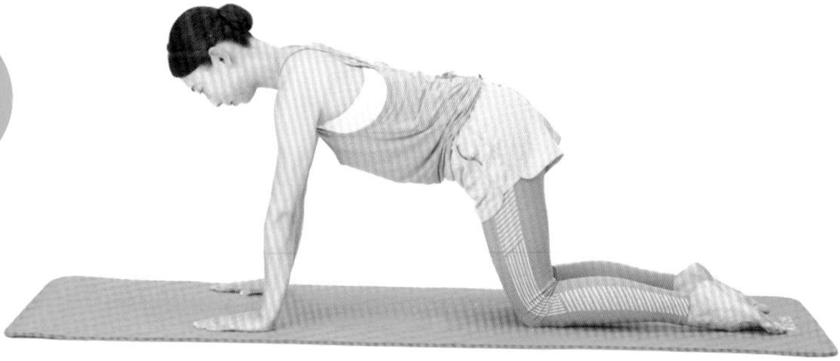

雙掌雙膝著地，
一邊確認身體是否有不舒服的感覺，
一邊慢慢向下移動，直到身體平整趴在地上。

2

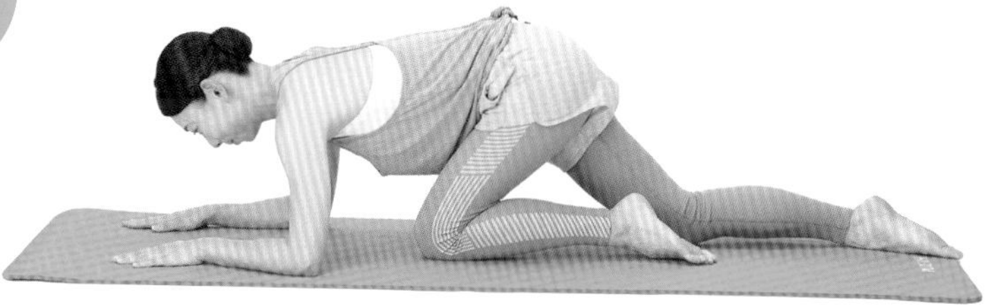

3

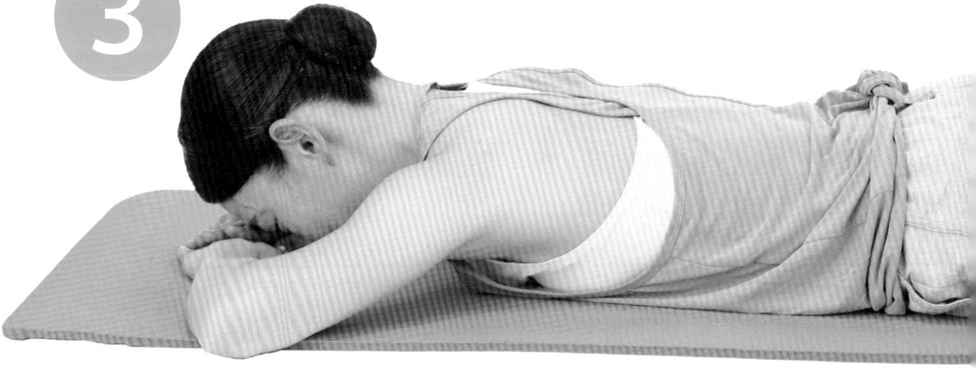

肩膀或手臂不舒服的人，
手臂可往下擺放！

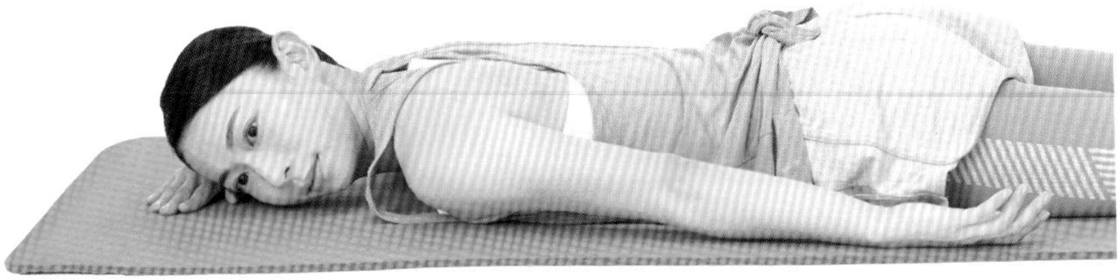

腰痛或腰部嚴重前凸的人，
可在腹部下方墊枕頭或軟墊！

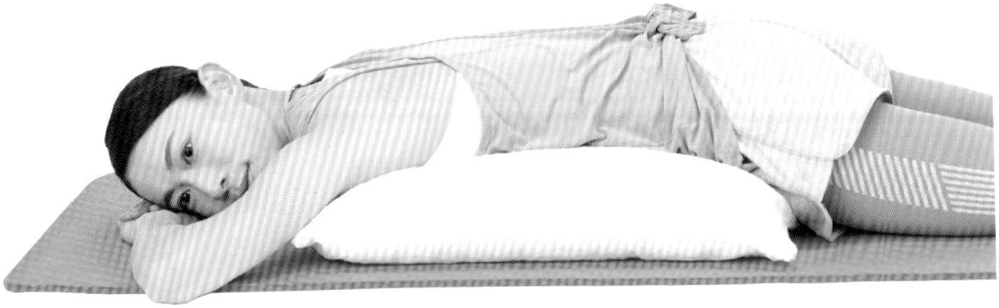

POINT

嚴重駝背、髖關節無法伸展的人，
可配合身體狀況調整枕頭高度。
高度不夠時可再墊一個枕頭，避免不舒服。

※尤其腰痛的人，特別容易因為趴姿感到疼痛。

可雙手交疊，
放在額頭下方！

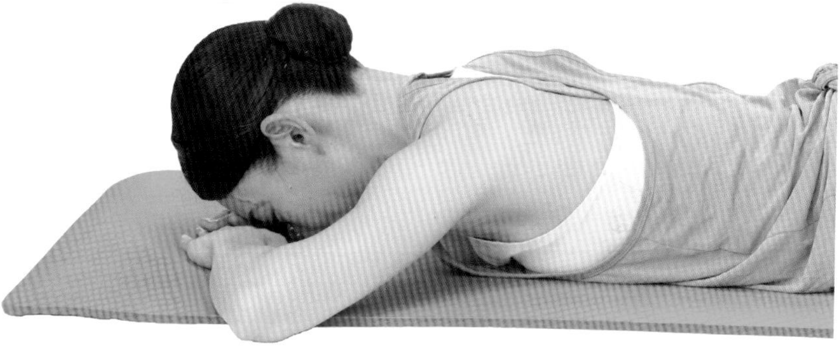

臉朝向哪一邊都可以！
（請朝向自己感到舒服的方向）

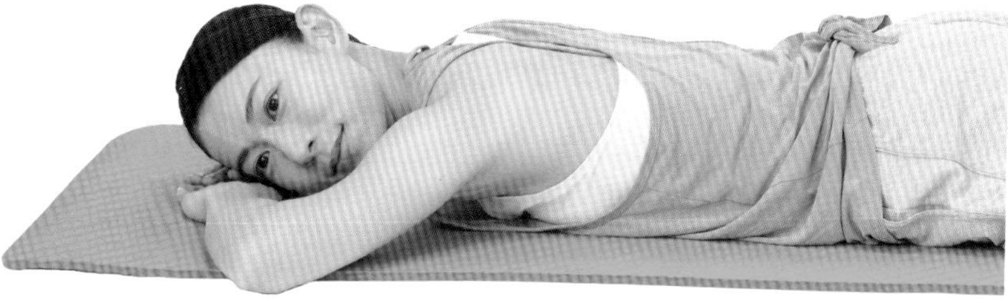

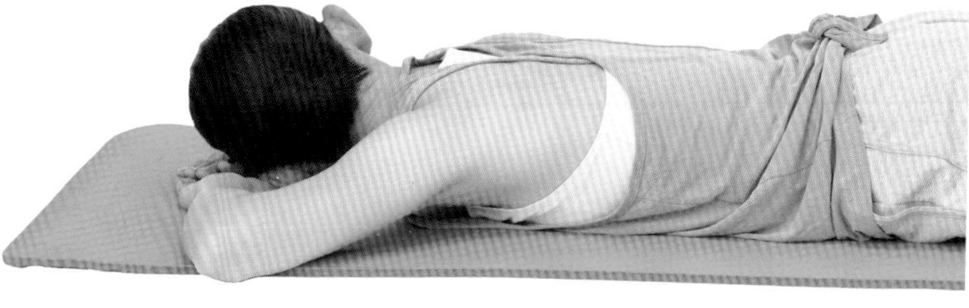

很難朝下趴著的人 從側臥開始

醫學用語稱為「半俯臥」姿勢，介於俯臥和側躺之間的姿勢。
一手抱住抱枕，臀部側向一邊，是休息時最舒服的姿勢。

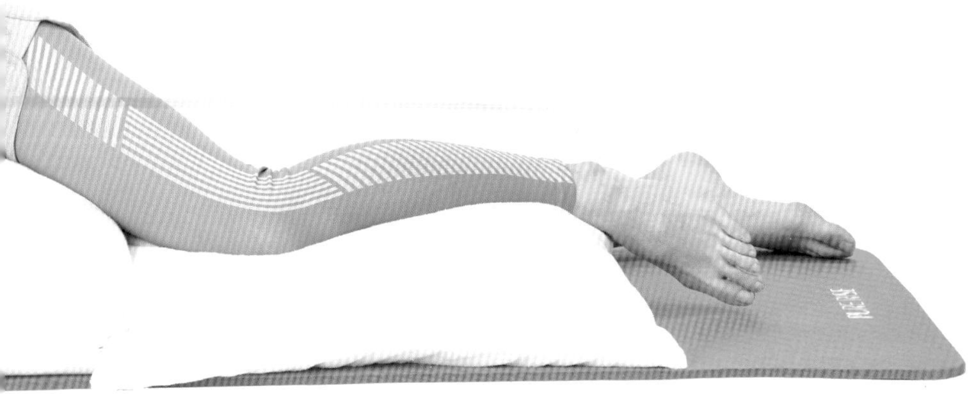

POINT

- 感到不舒服的人，請在兩個膝蓋的中間夾抱枕或軟墊，穩定姿勢。
- 側臥時可以伸展一邊的髖關節，另一邊則呈彎曲狀態，所以一定要兩邊交替。
- 重點在於腹部朝下，背部伸展開來。

持續側臥的姿勢，可伸展髖關節。
最終目標是要做到能完全趴下的姿勢。

1 一邊確認身體是否不舒服，
一邊慢慢橫躺。

2 雙膝微彎，
靠著軟墊或抱枕。

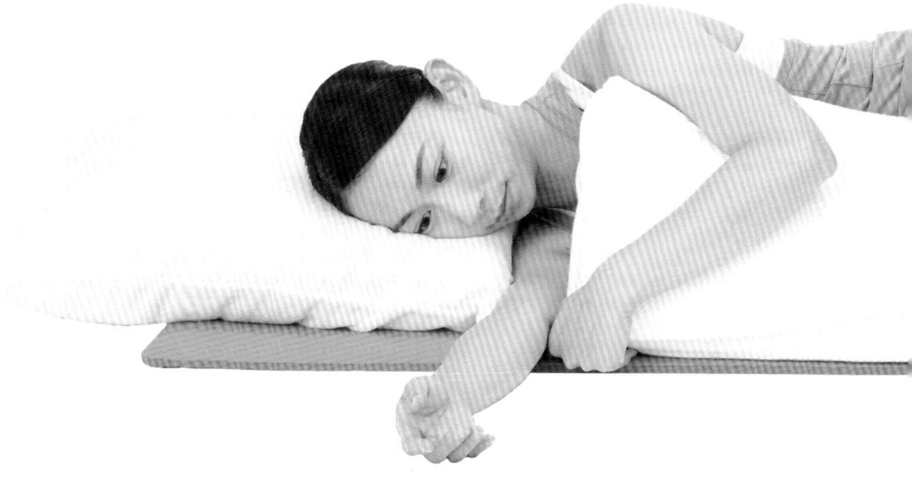

剛開始先趴30秒，習慣後維持1分鐘。
結束後，將身體朝向另一邊，保持同樣的姿勢。
兩邊的時間需相同，才能達到平衡。

實踐趴姿的重點

- 基本上，請將趴姿想成「重置身體的姿勢」。藉由姿勢變好、脊椎回正，能夠有效改善呼吸的情形，這是趴姿最重要的好處。

- 呼吸變深也具有活絡副交感神經的作用，讓身體得以放鬆，連腳尖都感到溫熱而熟睡。雖說如此，肩頸可能會感到疼痛，所以趴著1～3分鐘後，最好回復到一般姿勢入睡。

- 除了早晚，一天中如果有其他機會，只要感到疲憊或倦怠時，也可以試著趴下來休息一下，感受「身體重置」的效果。

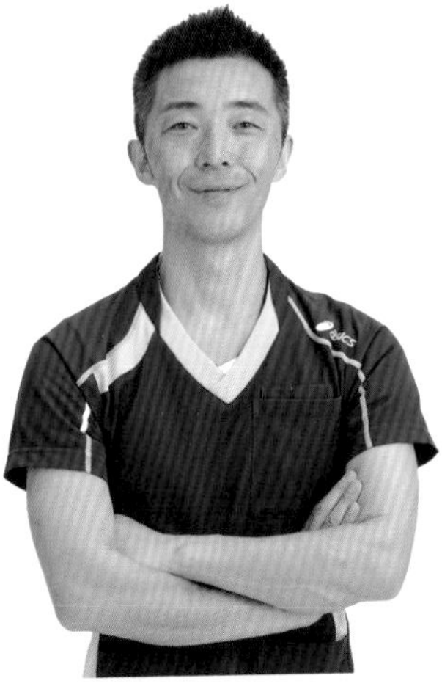

什麼才是理想的姿勢？

從4大要點
分辨姿勢的好壞

你知道自己的姿勢是好還是壞嗎？
究竟何謂「正確姿勢」和「錯誤姿勢」呢？
只要知道幾項理想姿勢的標準，就可以當作指標來修正和改善：

重點①腳的重心偏向腳踝前方

重心若放在腳跟，就表示身體的重心偏後方，很容易造成姿勢不良。最重要的是，會對腰部造成極大的負擔。

一般來說，腳跟抬起時，重心會移到大拇指根部，最理想的狀態，就是即使腳跟下踩，重心仍然維持在這個近似踮腳站立時的位置。

理想姿勢所具備的4大重點

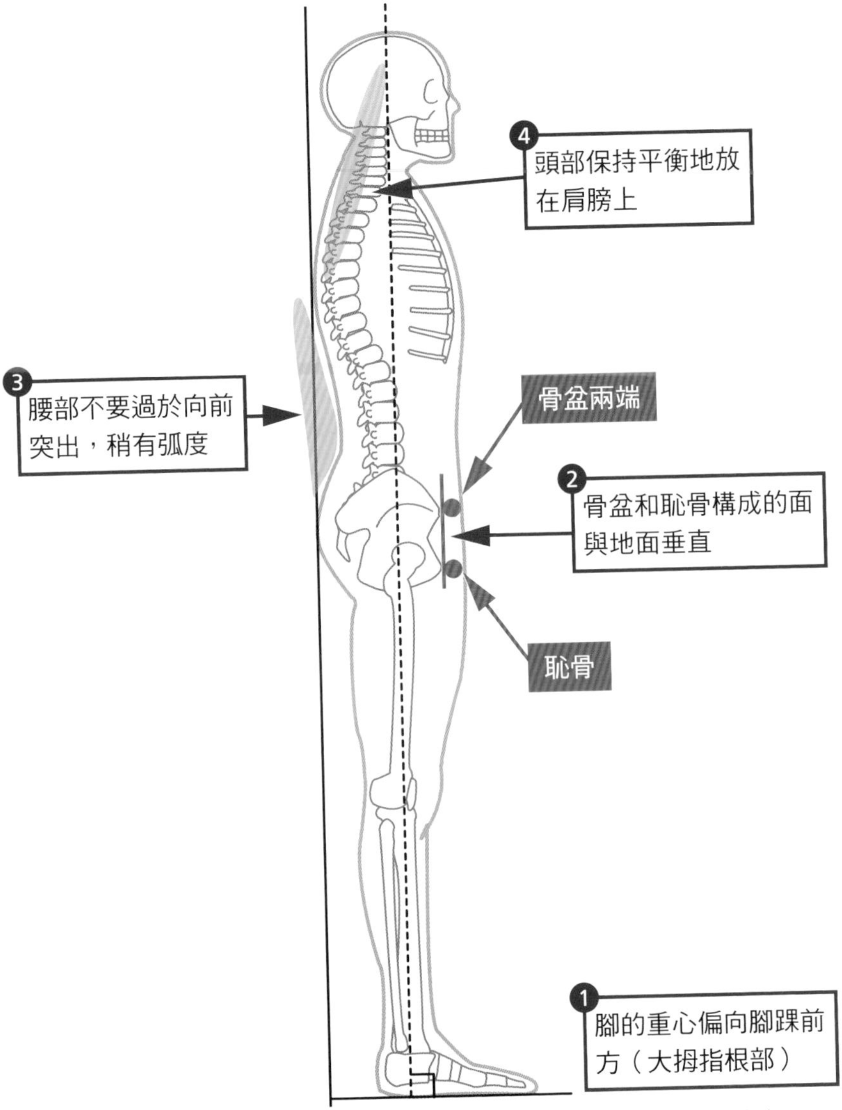

圖1　改編自竹井仁《恢復正確理想的姿勢　姿勢教科書》（暫譯，台灣未出版）（NATSUME社）

圖2

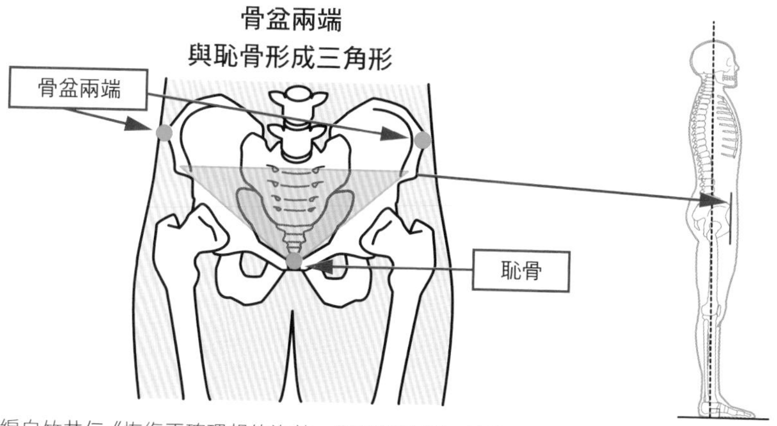

改編自竹井仁《恢復正確理想的姿勢　姿勢教科書》（暫譯，台灣未出版）（NATSUME社）

重點②骨盆和恥骨構成的面與地面垂直

從正面看骨盆兩端，也就是骨盆左右突出的點。這兩個點和恥骨這一點形成一個三角形，三角形的面與地面垂直是最理想的狀態（圖2）。

重點③腰部不要過於向前突出，稍有弧度

如果可以做到第②點，自然能做到這一點。相反的，如果不能維持重點②的狀態，就無法做到第③點。但是，過去曾有過脊椎骨折、側彎，或因年長而明顯變形者，則不包括在內。

若能做到以上3點，腰部自然能像圖1般前彎。

如此一來，只要維持骨盆和腰椎在正

圖3

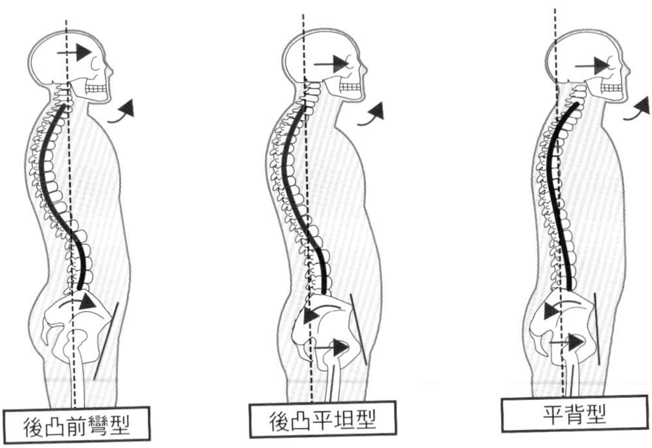

改編自竹井仁《恢復正確理想的姿勢　姿勢教科書》（暫譯，台灣未出版）（NATSUME社）

確的位置上，背後就會呈現自然的彎曲弧度，達到減輕頸部負擔的效果。

除此之外，維持骨盆和腰椎位置，還能獲得以下好處：

■ 身體得以承受更大的衝擊

■ 腹肌更容易使力（腹肌和背肌的平衡佳）

■ 呼吸順暢

重點④頭部保持平衡地放在肩膀上

延伸自胸椎的頸椎，呈現向前微彎的自然彎度，頭蓋骨在兩肩之上，保持這樣的平衡姿勢，才是最理想的狀態。

如果頸椎和胸椎形成明顯的角度，未能保持正常的彎曲狀態，將使頭部偏移至不合理的位置。從圖3中可以看得出來，

圖4

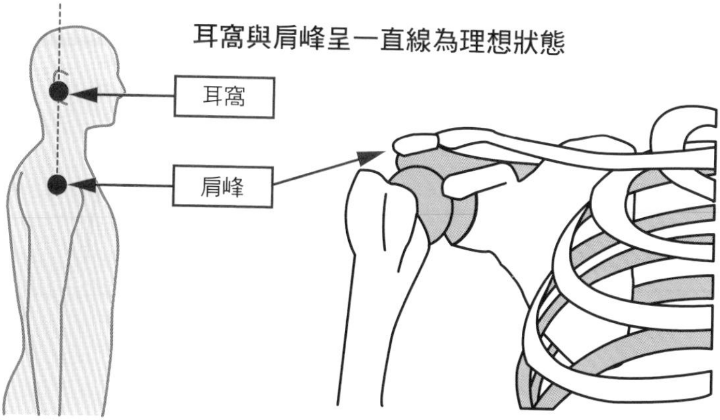

骨盆、腰椎、頸椎的關聯，會影響頭部位置的變化。

進一步來說，頭部的耳窩與肩胛骨的肩峰呈一直線，才是理想的狀態（圖4）。

但是，這絕對不僅只與位置有關，而與骨骼、肌肉、筋膜、韌帶等所有要素息息相關，並且交互影響形成。因此，不能只針對一處，需要讓整體都有所改變。

我個人覺得從骨盆位置著手較為簡單，藉由調整骨盆位置，來矯正骨盆、腰椎、頸椎和整個脊椎，應該會容易許多。

從站姿就看得出來！自我檢視姿勢的方法

看起來是「正確姿勢」事實卻並非如此

自我檢測姿勢時，可利用全身鏡，或用手機拍全身照也是一種方式。這個時候，請注意頭部是否往前傾？全身是否呈圓弧狀？

另外還要注意一點，有很多人誤以為，像是軍人般「立正」時，肩胛骨向後用力夾緊、擴胸的姿勢，就是良好的姿勢。事實上，這個姿勢無法長久維持。肩胛骨緊夾時，也只會讓背部和腰部肌肉緊繃，腹部因此無法使力，造成腰部偏移正常位置。乍看似乎是正確的姿勢，實則腹部無力，且加重肩頸、腰部的負擔。

肩胛骨位置對姿勢至關重要。姿勢正確，肩膀可上下輕鬆活動。請將肩胛骨如「向前打直對齊」般，稍微向前，

正確姿勢

錯誤姿勢

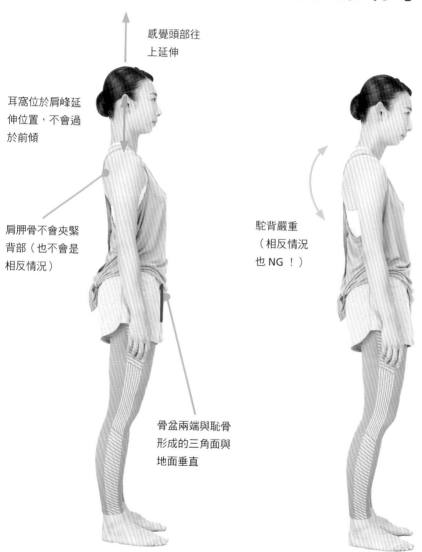

※「正確姿勢」是指感覺不勉強、功能正常、不易疲累的姿勢。

腹部就能自由使力。此時可感覺到腹部呈收緊的狀態，雙手自然垂下，這樣的姿勢會讓骨盆位在最安穩的位置。

重心的理想位置為，當背部打直、腳跟提起時恰好可穩住的點。如果說這時候肩胛骨過於反折（向背部夾緊），將失去平衡、無法站穩，這也是自我檢測的一個要點。

大家是否覺得在日常生活中維持正確的姿勢很難呢？那請先從一想到就有意識地去調整姿勢做起吧！正確的姿勢，可讓腹肌和背肌保持最佳平衡，所以姿勢越好，越能保有肌力，也容易維持下去。

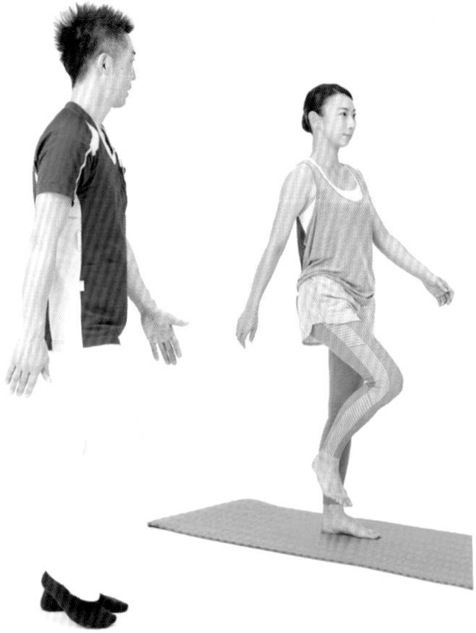

我在為患者治療時，實際情況會像照片一樣，站在旁邊確認站姿、走路的姿勢，檢查他的姿勢和身體是否歪斜。

腹部伸展帶動肋骨活動，達到理想的呼吸狀態

呼吸與姿勢之間息息相關

到目前為止，已向大家傳達了趴姿帶給呼吸和姿勢的好處。「呼吸」和「姿勢」並非各自獨立，而是有密切的關連性。

查閱醫學論文，也有許多「呼吸與姿勢」相關報告指出，姿勢不佳會阻礙肺部吸吐氣，或降低肺活量等等負面影響。

其中最直接相關的是肋骨的活動。肋骨如果可以自由地朝上下、左右、前後活動，便能達到理想的呼吸狀態，也就是說，胸部和背部可以自然地膨脹、吸飽氣。反過來說，姿勢不佳的人，肋骨便會呈僵硬狀態，導致胸背無法膨脹，呼吸就會變得短淺。

呼吸與肋骨的活動關係密切！！

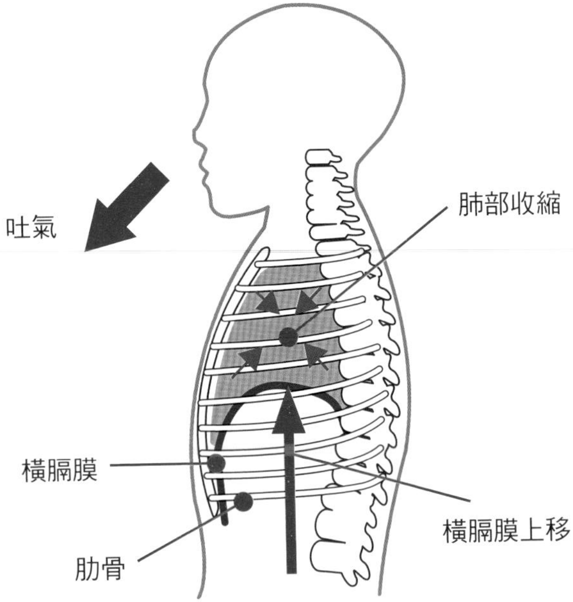

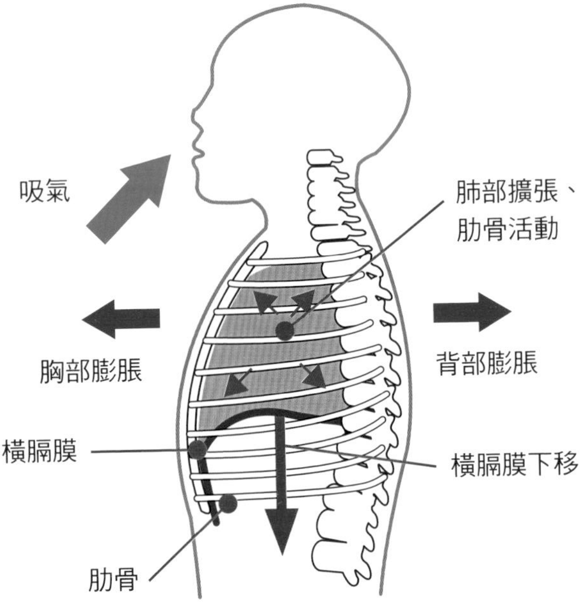

肋骨不僅只與胸部周圍連結，而是與各種肌肉相連。例如，從肋骨到骨盆之間有腹直肌、腹外斜肌、腹內斜肌等腹部肌肉，更廣泛地來看，從下腹部連結至骨盆周圍，這些肌肉都與呼吸相關。

肋骨和骨盆的距離很重要，太近、太遠都可能造成腹肌鬆弛※。腹肌一鬆弛，維持姿勢的能力下降，脊椎的負擔增加，呼吸也會變得困難。

我從事物理治療師工作時，曾接觸過許多久病臥床的患者，從這些經驗得知，駝背、背部僵硬的人，肋骨和骨盆大多很接近，腹部肌肉完全無法獲得伸展。肋骨和骨盆間必須保持適當的距離，才能讓腹部肌肉有效收縮，而從這點來看，透過能拉直身體的趴姿來伸展腹部，應該有所功效。

這裡可能有點難理解，讓我來分別解說趴姿對呼吸和姿勢產生的效果吧！

《有關呼吸》

當身體趴直在地面的時候，腹部會伸展開來，透過體重加壓限制腹部的動作，讓吸入的空氣只能從腹部流竄到上半身。如此一來，呼吸時就會因為肋骨的活動，讓胸部和背部充分膨脹。這個理論也適用於急性氣喘發作的時候，是符合醫學理論的做法。

※這個機制又稱「活體長度」，意指為了發揮人體各關節、肌肉原有的表現，必須保持適當距離。肌肉透過關節與肌腱連接在骨骼之間，若肋骨和骨盆太近，肌肉會鬆弛；太遠，肌肉則緊繃。

當腹部得以伸展，腹部周圍就會呈現在好使力的狀態，進而帶動肋骨活動。

當肋骨充分擴張，促使脊椎（胸椎）伸展的同時，也帶動背部周圍與肋骨連結的僵硬肌肉，增強了這些肌肉的活動力。因此，也容易伸展到僵硬的背部。

這兩者間的活動是屬於連動效應。簡而言之，就是「藉由伸展腹部，來擴張胸部」，這樣想就比較好理解。

與其讓腹部鼓脹 不如想像肋骨擴張的狀態

一提到深呼吸，一般多會聯想到「腹式呼吸」。而腹式呼吸在解剖學上其實稱為「橫膈膜呼吸」。

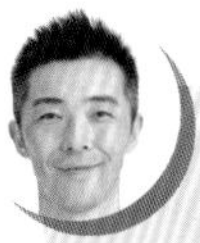

各國研究資料也明確指出 伸展腹部能矯正駝背

世界各地有不少關於伸展運動的書籍，其中記錄了許多以伸展腹部的方式減緩駝背的情形。我自己也不斷對照駝背相關的研究和臨床資料，最終向學會提出了，藉由趴姿伸展腹部來減緩駝背指數的研究報告。這就是我強力向大家推薦趴姿運動的初衷。

呼吸的運作模式為，透過肋骨擴張和橫膈膜下移促使肺部吸入空氣，再藉由橫膈膜上移，吐出空氣。橫膈膜連結了脊椎和肋骨，所以為了有效的呼吸，必須讓整個肋骨擴張開來。

腹式呼吸的最大盲點在於冠上了「腹式」的稱號，讓很多人誤以為就是讓腹部鼓脹就好。不少人深深相信只要呼吸的時候腹部鼓脹起來，就表示有好好呼吸。然而實際上，絕大多數的人並沒有做到正確的呼吸。

如果只專注讓腹部鼓脹，肋骨反而缺乏活動，無法達到深呼吸的效果。說得極端一些，屏住呼吸也能讓腹部鼓脹，所以如果誤認為腹部鼓脹就等同腹式呼吸，很有可能因此錯過矯正呼吸的時機。

為了達到理想的呼吸，除了腹部，也請留意位置稍上的橫膈膜。不過，一般來說橫膈膜的準確位置無法輕易辨識，所以呼吸時請大家先想像將肋骨擴張的感覺。

一旦將身體趴直後，腹部就難以脹起，在這樣的狀態下，就必須擴張肋骨才能呼吸，如此一來，任何人都能簡單達到原本理想的呼吸方式。

呼吸時橫膈膜的活動

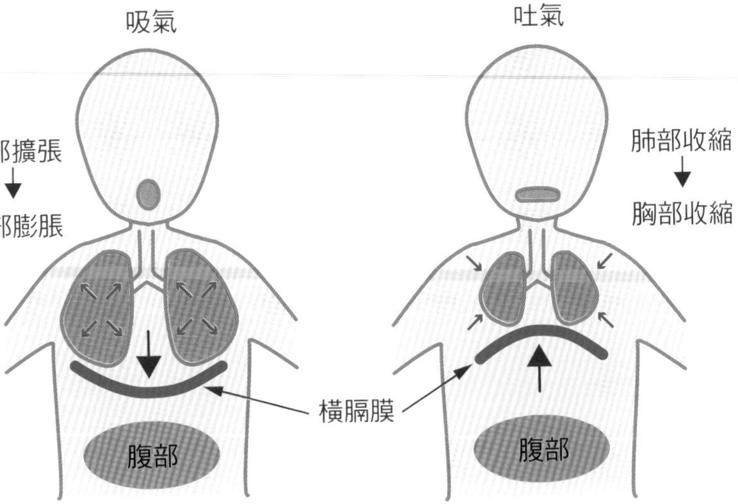

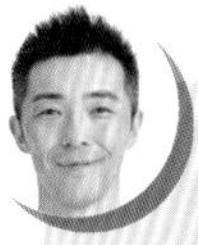

藉由收緊腰部來感受橫膈膜呼吸

趴下時，因為腰部收縮的關係，更能將注意力放在肋骨的活動上，達到橫膈膜呼吸的效果。呼吸時，會頻繁運動從肋骨到骨盆間的腹直肌、腹外斜肌、腹內斜肌等腹部周圍肌肉。也就是說，能活化肌肉，燃燒脂肪。

相反的，僅僅只是鼓脹腹部的呼吸，腹肌容易鬆弛，造成小腹凸出，不可不慎。

增強腹肌與背肌，用趴姿鍛鍊核心力量！

駝背的原因 絕大多數是核心無力

在醫院的復健治療案例中，有許多患者可以坐下、行走，卻無法自行趴下。這表示，比起坐下、行走，執行「趴下」這個動作本身，需要運用到更多核心肌群（腹肌、背肌）的力量，關節也必須可以靈活活動。

為了讓身體朝下趴直，其中一種方法是先讓兩手撐地、膝蓋跪地，再將身體緩緩朝地面貼近；另一種方法則是仰躺後，再側身趴下。但不論哪一種動作，過程中都需要運用核心肌力。

核心肌力是為了因應行走、起身、站立等日常生活動作，絕對不可或缺的力量。藉由日常的趴姿訓練，自然能鍛鍊到核心肌力。

從四肢撐地開始

從仰躺開始

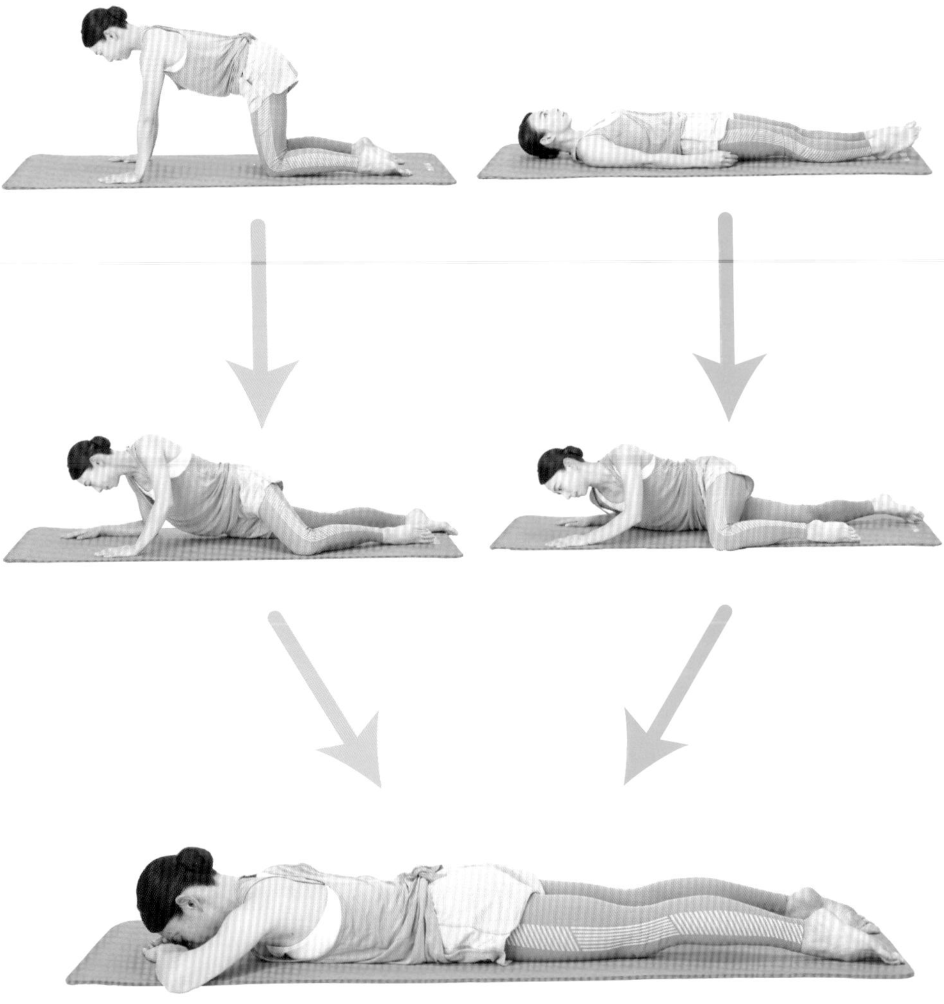

高齡者駝背的原因包含許多複雜的因素，例如骨質疏鬆症引起的椎體變形、骨折、韌帶或椎間盤退化※，以及生活習慣造成的持續性不當彎曲姿勢等等。其中，因為骨質疏鬆症引起的椎體骨折，佔了超過半數。

脊椎由名為椎骨的骨骼（共有頸椎、胸椎、腰椎、薦椎）相連而成，作用和其他關節一樣，用來帶動上半身的活動。椎體則是指椎骨的圓柱狀部分，容易隨著年齡漸長產生裂痕或破裂，導致無法伸展，形成椎體骨折。

其他駝背的成因還包括，背部肌群、腹部肌群的肌力下降。換句話說，只要透過肌力強化，就能讓半數駝背的人獲得改善，同時也意味著，以趴姿強化肌力的重要性不容小覷。

趴姿是人類成長發育的基礎

以嬰兒的發育為例，剛出生的嬰兒頸部沒有支撐力，一開始在仰躺時，會稍微向左右擺動頸部。等到頸部肌肉逐漸長成，趴著的時候漸漸可以抬頭，接著能夠稍微維持立起，聽到聲音會循著聲源擺頭。隨著趴著抬頭的時間越來越長，頸部的發育漸趨成熟。最後，達到能夠自行控制頭部轉動的程度。

※椎間盤退化是指，椎骨和椎骨間的盤狀軟骨破裂。

之後，幾乎與坐起時期相同，嬰兒學會翻身，靠自己的力量朝下趴著、抬頭等等。一步一步開始可以自行活動，蠕動爬行、雙膝跪地爬行、雙膝離地爬行、手扶站立、行走……擴大活動的範圍。

從嬰兒的成長過程來看，趴著的時期是邁向可自行活動的重要階段。沒有一個嬰兒不經過這個階段，就能學會走路。也就是說，「趴姿」等同於人類成長發育的基礎。

為了維持趴姿，脊椎、髖關節、肩膀等都必須達到一定程度的可動範圍與肌力。可以輕鬆趴著，表示你具備了日常生活所需的基本行動能力。

換句話說，「趴」是一種重要的姿勢，促進日常生活所需的肌力，並擴增身體的可動範圍。

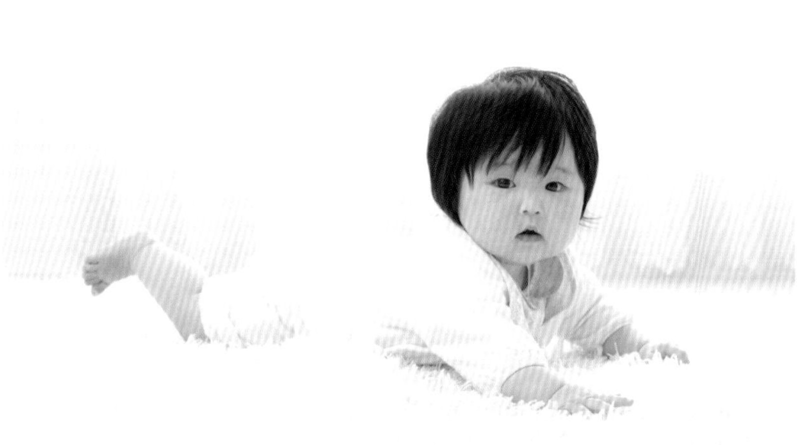

伸展髖關節！在趴姿中找回健康步伐

擴大髖關節的角度
步伐變大變穩固

髖關節銜接著骨盆和大腿，是關乎行走的重要關節。大部分的高齡者因為姿勢不佳、髖關節彎曲，向後跨步的能力很容易隨著年紀退化。

如此一來，臀部的肌肉（包含臀大肌、臀中肌、臀小肌）越來越少派上用場，反而經常使用到大腿前側的部分，也就是大腿前側肌肉（以股四頭肌為代表）。大腿前側肌肉是幫助我們蹲下與坐下時非常重要的肌肉，並且協助我們在走路時停下腳步。

若臀部肌力下降，大腿肌力過於強化，走路的姿勢就會受到限制，削弱步行時前進的能力。因此，很多高齡者的步伐變小、行走速度變慢。

當我們趴著的時候，因為髖關節伸展開來，可以幫助腳向後伸展使力。透過這樣的動作訓練臀肌、大腿後側肌群等位於大腿後側的肌肉，就能夠逐漸找回原本的步伐。

步行時必要的可動範圍

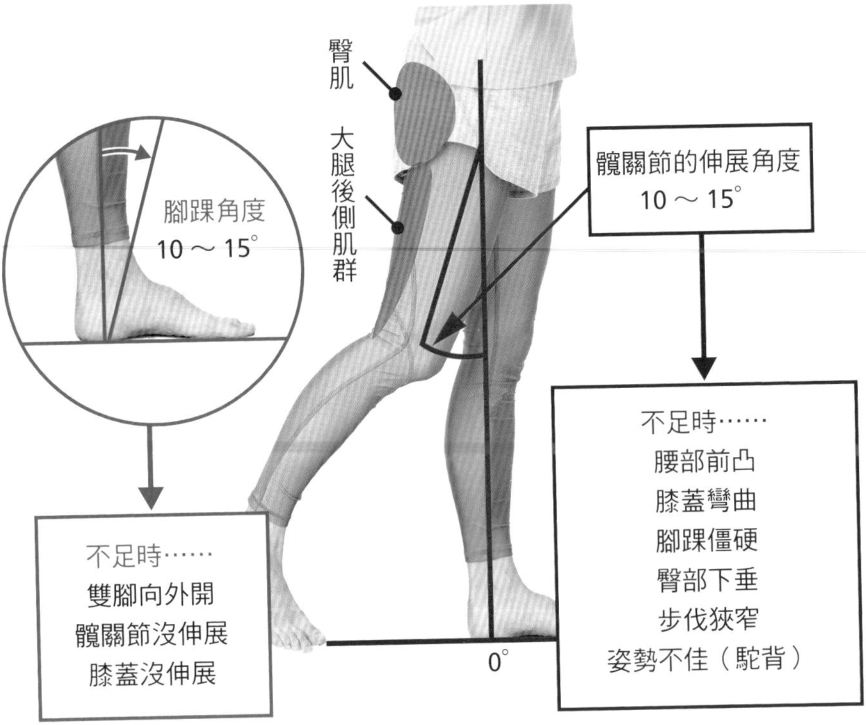

代償動作會引起各種不適

如果髖關節的伸展（腳向後伸展）角度過小，身體為了取得平衡，會產生「代償」動作加以輔助。這些動作包括：腰部前凸、膝蓋彎曲、腳踝僵硬、臀部下垂、步伐狹窄、姿勢不佳等等。

最常出現在老年人身上的代償動作為膝蓋彎曲。這種時候，不能只改善膝蓋問題，也必須伸展連接大腿的髖關節，才能有效改善。

這就是為什麼趴姿能改善步行的原因。

而且，臀部與身體的平衡能力極為相關，加強鍛鍊臀部的肌肉可以防止跌倒，避免未來臥床的可能。

一般來說，步行時理想的髖關節伸展角度（腳向後的伸展角度）為10～15度。同時，腳踝前傾的角度（腳踝向腳趾方向移動的角度）也是10～15度。

行走困難的人，大部分髖關節伸展角度為0度以下（不能筆直站立，腳也不能向後伸展）。而且，觀察路上行人就會發現，如今步伐狹窄不再是高齡者的專利，即便是年輕人，也有很多人走路時膝蓋彎曲、髖關節內旋，幾乎可以說是現代人的通病。

身為物理治療師的我，在為這類患者做走路復健時，總是想盡辦法努力讓他們超過0度，即便只加大一點點的角度也好。

老年人的隱形殺手！用趴姿預防吸入性肺炎

關鍵在於「頸部位置是否正確？」

近年，因肺炎導致的死亡率逐漸攀升。

從死因來分析死亡率，第1名為惡性腫瘤（癌症），第2名是心臟疾病，第3名為肺炎（資料源自台灣衛福部108年國人死因統計表）。

肺炎的種類很多，除了細菌性肺炎、病毒性肺炎等等，還有一種年輕人較不熟悉的類型，稱為「吸入性肺炎」。

吸入性肺炎，是指本來應該通過食道的食物、飲料、唾液等誤入氣管及肺部後造成感染，因此引發的肺炎。經常發生於意識不清的人、昏迷病患、吞嚥功能變差的年長者身上。

當高齡者或駝背的人，為了進食大幅仰頭時，因為下巴仰起、舌根下壓，從口腔到呼吸道一路暢通，咽喉又無法及時上升阻擋，異物很容易進入氣管，發生嗆到的情況。

一般在嗆食的情況下，身體會藉由劇烈咳嗽來排出異物。但部分高齡者由於咳嗽功能退化，很容易不小心被口水或痰嗆到就造成肺部感染。因此，必須訓練咳嗽和呼吸，讓身體達到「換氣」（血液將二氧化碳釋放於肺泡，再經由呼吸排出體外）作用，促進清除呼吸道中的痰等異物。

我在醫院任職時，常常建議吸入性肺炎的高危險群患者使用俯臥療法。一方面是因為呈現趴姿時，可以藉由下巴往內縮的訓練，讓氣管保持在一定的角度，避免異物滑落。另一方面是當我們的身體趴著的時候，因為背部打開，肋骨可動範圍變大，可以有效促進換氣，讓痰更容易咳出。

現在還沒有這項困擾的人，也有可能隨著年齡漸增，頸部變得容易下垂、難以進食。藉由趴姿改善姿勢，便能加大頸部的可動範圍，並藉此活絡吞嚥肌群。換句話說，從預防吸入性肺炎的層面來看，最好可以盡早養成每天趴1分鐘的習慣。

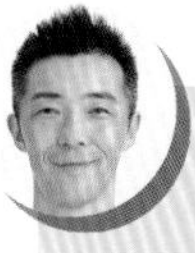

趴姿也能預防不自覺的嗆咳

嗆咳，給人一種劇烈咳嗽和噎到的感覺。但引發吸入性肺炎的主因，卻意外多是在沒有進食或睡覺的時候，本人不自覺的情形下，不小心讓唾液、鼻涕、胃液等流入氣管而造成。

趴著的時候，唾液因重力的影響往下滴落，不會流入氣管，因此對隱性嗆咳的預防也頗具效果。

從醫師的角度說明「趴姿」對身體的好處

骨外科醫師・醫學博士 **岡田欣之**

嚴重駝背者的新型療法

不僅是改善呼吸，以「趴」這個動作來改善姿勢，也是前所未有的概念。

隨著年齡漸增，許多人的背部會漸漸向前彎曲，形成駝背，因此，如何避免駝背成為一件非常重要的事。即使身為一名骨科醫師，對此知之甚詳，也只能提醒大家「要維持良好的姿勢！」無法提出像物理治療師一樣的專業建議。我認為這套從實務經驗得出的方法，相當具體也相當好。

來到骨外科的患者中，有很多人因為嚴重的肩膀僵硬，肩膀抬不起來。從醫師觀點來看，第一頸椎、第一胸椎、第一腰椎、第一薦椎呈一直線的話，就是好的姿勢。然而，只要照Ｘ光檢查就會發現，肩頸疼痛的人幾乎都向前偏移，側看時背部呈現極

岡田欣之 醫師

畢業於杏林大學醫學系，修畢神戶大學研究所醫學系研究科骨外科學博士課程。曾任職於神戶大學醫學院骨外科學教室、國立醫療機構神戶醫療中心、國立醫療機構兵庫中央醫院、兵庫縣立癌症中心、六甲醫院、六甲island醫院、和田山醫院等關係醫院。2011年起擔任兵庫縣立西宮醫院主任醫師。2017年起擔任醫療法人社團岡田骨外科OKADA骨外科理事長。

端彎曲的狀態。

彎曲的脊椎在趴著的時候會呈筆直狀態，我覺得這是非常了不起的想法。其實向後仰也有相同效果，但是，若患者身體向前彎曲又僵硬，身體會如同蹺蹺板一般，很難仰躺。像這類患者也適用趴姿，胸部上下展開後，就能拉開彎曲的部分。對嚴重駝背的人來說，可說是劃時代的療法。

要注意的是，不可在趴著的時候睡著了。因為在此姿勢下呼吸時，臉一定會朝向一方，頸部維持在伸展的狀態，若是持續睡了好幾個小時，很有可能對頸部造成負擔。使用這個方法時，請特別留意時間不要過長。另外，床墊的軟硬度也很重要，有不少腰部突出的人，會因為床墊太軟或姿勢不正確，趴下來的時候感到更不舒服。

我會建議大家，儘量選擇稍硬、不要太軟的地方。尤其對高齡者來說，趴下的動作已相當困難，如果在柔軟的布墊或記憶床墊上進行，因為手部的支撐不穩定，反而更需要肌力，勉強使力的情況下，很容易造成手腕疼痛。

年輕人或健康的人也絕非完全沒有問題。只要是不習慣趴姿的人或是高齡者都應該多加小心，不要太勉強自己。

綜合內科醫師・醫學博士 **岡田真理子**

在一呼一吸中調整自律神經

從內科醫師的角度來看，趴姿對身體的好處很多，首先，「調整自律神經」是我認為很重要的一點。因為空氣會進入平常不太使用的部分肺部，藉此可以讓呼吸更深層，達到放鬆的狀態。

交感神經和副交感神經很像汽車的油門與煞車，兩者之間保持平衡對人體至關重要。自律神經中的副交感神經是負責消除緊張的神經。緊張消除了，自律神經才得以平衡。

但是現代人每天過於忙碌，經常處於一味加速的緊張狀態。因此，需刻意加強副交感神經，把更多心思花在活絡扮演煞車的神經上。

第二個好處是順暢呼吸。

醫院對於需靠人工呼吸輔助的患者，會特別訂定每天趴著的時間，這既是治療的一部分，也是為了養護身體，有助於身體充氧（氧氣進入血液）與換氣，能夠大大改善呼吸系統，功效極佳。

岡田真理子 醫師

畢業於大阪醫科大學，修畢神戶大學研究所醫學系研究科心血管呼吸道病態學博士課程。
2017年起擔任Mariko中町內科院長。

另外，長期臥床的患者也很適合趴姿。一直保持同一個姿勢，體內氣流不通的區塊增加，痰也因為重力的關係，容易積在肺部的同一區塊。為了預防吸入性肺炎，我認為趴姿是相當好的執行方式，也有顯著的功效。

小孩子大多數時間都趴在地上看書、玩遊戲。但隨著年齡增加，趴的姿勢變得困難，除了肌力與柔軟度的問題，還包括大家早已失去「趴」的概念。

如果養成1天趴1分鐘的習慣，身體很快就能感受到相當大的變化。

原本需要服用很多藥物的高齡者，可能因為養成趴的習慣而變得更好入睡，血壓降低、緊張消除，那麼每天服用的藥量就能夠逐漸減少，即使只減少一點，我都覺得對這個人的日常生活來說，已是一個很大的轉變。

現在，很多人都有失眠的困擾。不僅是高齡者，年輕人也因為工作等累積過多的壓力，經常處於精神緊繃的狀態，而有失眠問題。我認為當作改善的方式也好，建議大家從年輕時就開始養成趴的習慣。

我的初衷

有方法避免長期臥床嗎？我得到的答案是「趴姿」

在物理治療師的領域稱為「俯臥療法」的趴姿，是經由長年實務經驗確立的療法。

我在協助患者治療的時候，每每問到：「可以腹部朝下趴著嗎？」有很多人的回答都是「好久沒這樣趴了。」在這之中，也有很多說著「趴著很簡單，當然可以做到啊！」的人，實際嘗試後才驚訝地發現「咦？做不到！」

我在醫院擔任物理治療師時，約有2年的時間於奈良縣畿央大學研究所的呼吸復健學研究室中做研究，在教授的指導下，探討高齡者的呼吸吞嚥與駝背（圓肩）復健問題。這期間，我在醫院經常目睹許多重度吸入性肺炎患者的實際狀況。其中有很多患者不只背部嚴重彎曲，頸部也彎曲，甚至無法自行翻身。

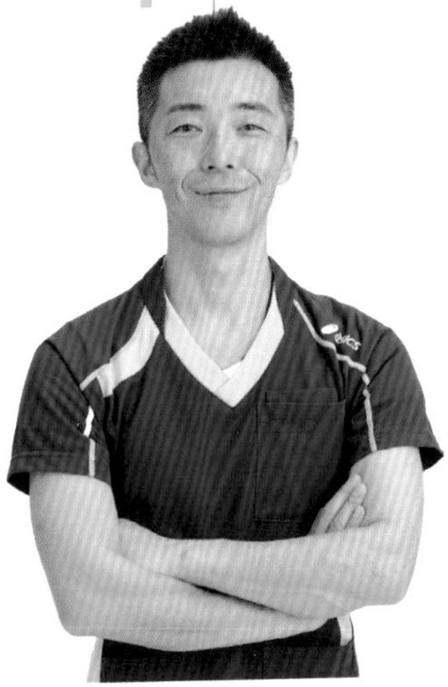

我每天面對這些久病臥床的患者，內心不斷糾結思索，究竟有什麼方法能有效改善這些症狀？

為此，我開始摸索改善駝背的根本辦法，不斷從事姿勢相關的研究，終於得出一個結論——呼吸和肋骨以及脊椎的活動有關，可以透過趴的姿勢獲取不錯的效果。

但是，在醫療實務現場，因吸入性肺炎住院的患者，平均年齡為80歲後段到90多歲，年紀相當大，症狀又很嚴重，改善姿勢的可能性不大。即便我深知趴姿對於駝背的功效，但要求患者做到這件事相當困難。

另一個瓶頸是，住院天數短。現在，醫院為了削減醫療費用，多傾向讓患者盡早出院。我服務的醫院，住院平均天數為14天左右。在國外，結合趴姿的瑜伽或皮拉提斯運動，也要經過3～6個月後，才能看出成效。想實際有感，獲得有效治療，我覺得14天還是太短了。

除此之外，腦中風等半身麻痺，或接受骨科手術後無法行走的人，在復健時也多會省略趴姿的練習。復健患者只要能起身到某種程度後，下一步就是乘坐輪椅，接著開始練習走路、訓練上下樓梯。像這樣的患者，有很多人即使能自行走路，卻不見得能趴下來，最後，在身體尚未

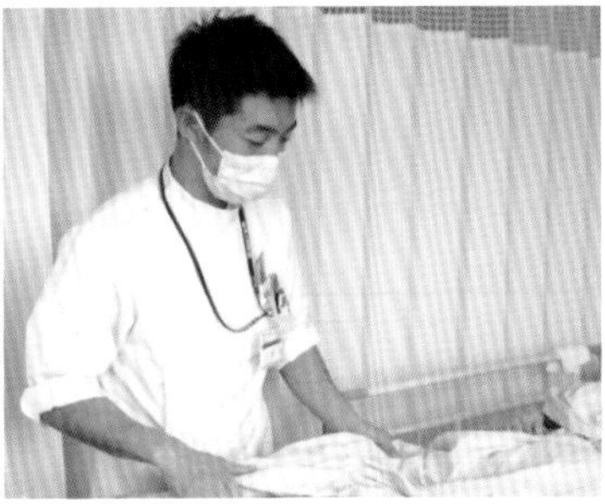

醫院任職時期

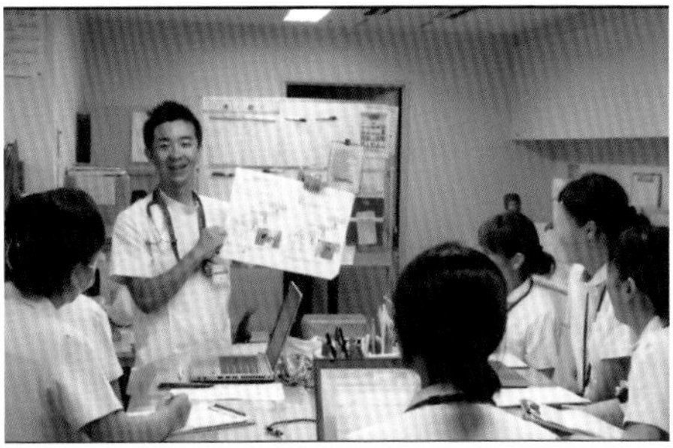

醫院內的嗆咳窒息預防對策讀書會

恢復協調的狀況下就出院了。

的確，在現實生活中，一般人即使不能自行趴臥也能正常過日子。但是，若沒有從根本改善姿勢與肌力，症狀很有可能再度復發，或是持續以吃力的姿勢活動，造成身體更加失衡。

重要的不只是趴姿本身，而是為了做到趴的姿勢而傾斜身體、從趴姿起身等，這一連串的動作其實比一般走路、坐下的動作，更需要用到多種肌力。從嬰兒發育的觀點來思考，很明顯的，人如果原本不能趴臥或四肢爬行，身體肌肉就無法取得平衡。

隨著接觸過的臨床案例越多，越讓我領悟到預防的重要性。

「為了避免將來變成久病臥床，年輕的時候究竟可以做什麼？」

每天尋找答案的期間，我發現國外廣泛宣傳透過瑜伽或皮拉提斯改善姿勢的資訊。在瑜伽或皮拉提斯中，有許多趴臥的姿勢或相關運動。因此，讓我萌生念頭，想將趴姿搭配我專業的呼吸復健元素，推廣普及於全日本。於是在二〇一七年，我開設了「REHATES PLUS」教室，結合預防醫學沙龍和皮拉提斯教室。

推廣期間，我也參與了市府高齡社福課的照護預防事業，其中有不少人，雖然還不需要照護，精神狀態也較好，但卻不能朝下趴著。由市府主辦的體操講座中，雖有

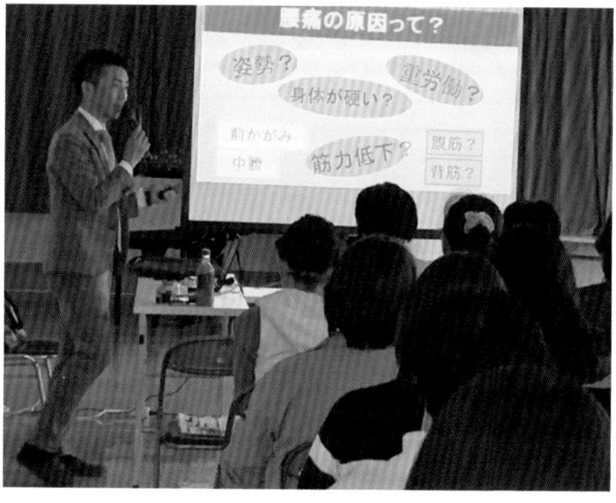

在養護機構擔任腰痛預防講座的講師

集體坐著做體操的活動，卻沒有趴姿的練習。

站在預防久臥的立場來看，除了要強化下半身肌力、防止跌倒外，改善呼吸功能與預防駝背也非常重要。可惜的是，目前積極導入這類活動的單位機關並不多。

事實上，我的岳父母都是因吸入性肺炎死亡。明明是生活在一起的家人，卻只能在身邊看著他們退化而束手無策。在我向外推廣趴姿的時候，他們兩人的身體狀況都已經無法做到了。

這是自己長年研究的領域，卻無法拯救自己最親近的家人，這份扼腕與後悔是我另一個初衷。

若能早一點養成趴的習慣，就能大幅減少之後年紀大了，身體不舒服的機率。「既然聽您這樣建議了，我也想嘗試看看，但我做得到嗎？」希望每個產生這樣想法的人，都能從今天起開始練習。

如果未來可以輕鬆趴臥的高齡者越多，不就越能實際提升整體的健康壽命嗎？

如果大家都能活力充沛地過每一天，是多麼令人高興的一件事。

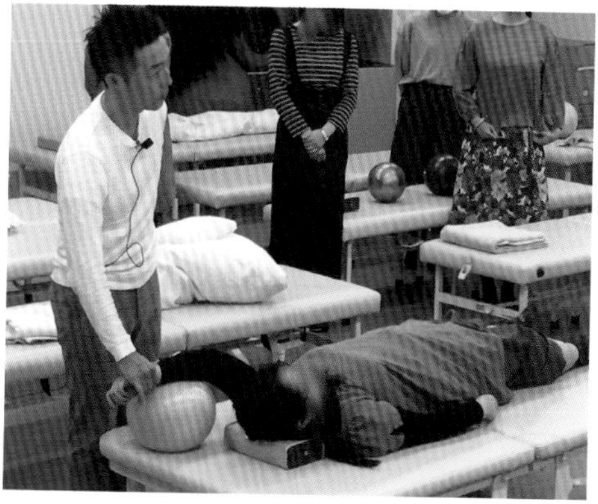

在治療師研修會的現場，
指導促進呼吸的技術

PART
2

体驗者的實際感受！

1天趴1分鐘，有感改善身體的不適症狀！

經過每天持續練習，
能真實感受到身體各種不適獲得改善。
在了解原因的同時，
也來聽聽體驗者們的驚喜與心聲。

舒緩緊繃的身體，讓僵硬變柔軟

「貼近地板」可消除不自覺的緊張

當我們趴著的時候，可以讓呼吸變深、全身放鬆，進而紓解緊張造成的緊繃感。

另外，也因為使用到腹斜肌與背肌等平常不易用到的肌肉，活動度提高，也是伸展僵硬身體的重要因素之一。

物理治療師在為患者進行復健治療時會運用「行動機會訊息（affordance）」的概念，這個聽

經驗談

80多歲・女性
身體比以往更容易活動。

80多歲・女性
身體變得能自然伸展。

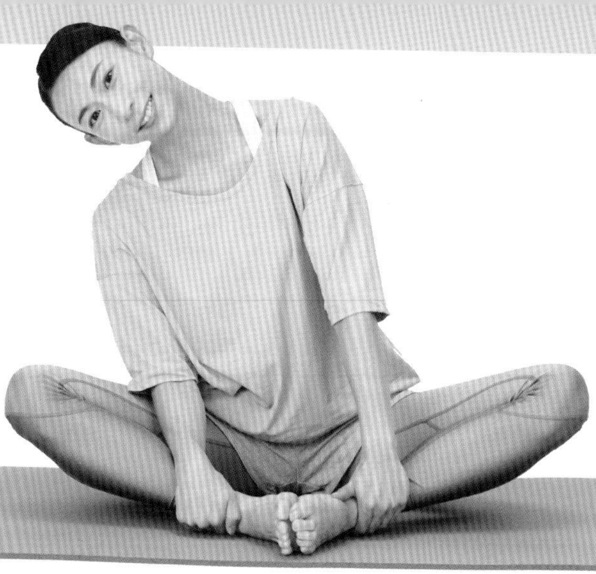

起來陌生的詞彙，指的是人會受到身處環境的各項元素影響，引發行動或產生情感。

簡而言之，人經常受到來自環境的影響。

人類是習慣「腳踏實地」的生物，但由於現代人的生活多為西式型態，觸目所及都是具有高度的桌子、椅子等，視線長期從具有穩定性的地板移開，漸漸地，身體也因此無意識累積不安定的緊張感。這樣的緊張感，可以透過趴的動作「貼近地板」，達到緩和、消除的作用。

岡田欣之醫師

雖然趴姿的練習不可能讓身體前彎的數值顯著提升，但可以讓前伸肌肉變得柔軟，例如彎曲髖關節的肌肉、腹部肌肉等等。胸廓後側（胸椎和肋骨的關節）的活動也會變得更為順暢，有助於舒緩身體的僵硬。

減緩腰痛與肩膀僵硬

放鬆肌肉，促進循環，舒緩身體的疼痛感

肋骨周圍有許多會牽動到腰部的肌肉，頸部的肌肉也與肩膀相連。藉由趴姿改善呼吸，可紓解這些周邊肌肉的緊繃，同時促進血液循環，減輕疼痛感，減緩腰痛和肩膀的僵硬。

對於腰痛和肩膀僵硬嚴重的人，我一定會先觀察他們的呼吸，結果發現幾乎所有人都有肋骨僵硬且不夠活絡的問題。

經驗談

30多歲・女性

原本有時起床會腰痛，但自從開始練習趴姿後，早上起來，腰痛減緩，我自己都感到不可思議。

30多歲・男性

趴著的時候會將手臂打開，從胸前到肩膀都伸展開來，感覺通體舒暢。持續1個月左右，肩膀不像過去一樣僵硬。這個方法簡單且容易持續，真的很好。

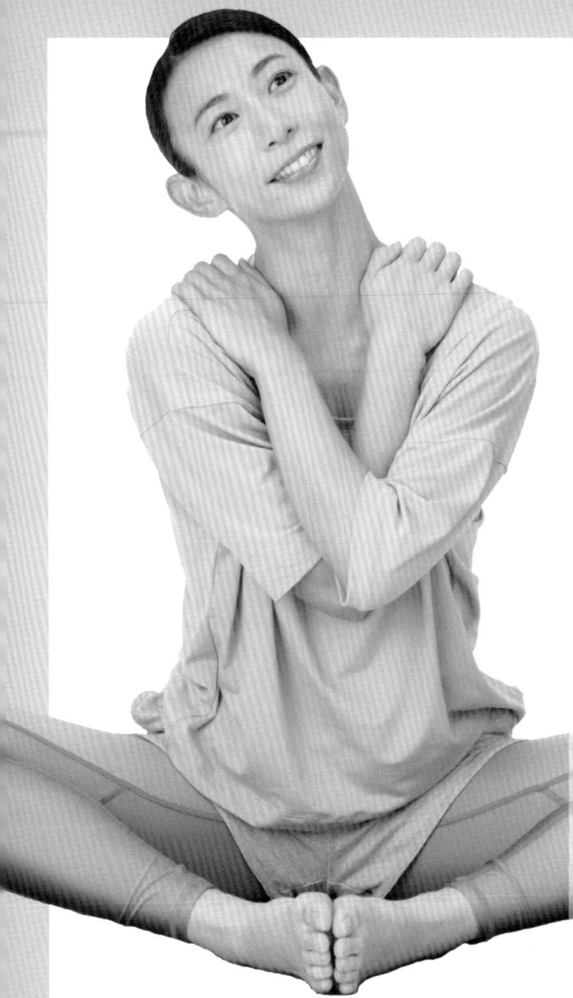

雖然疼痛的地方是腰部和肩膀，但如果突然只針對這些部位治療，反而可能讓患者承受不必要的疼痛。而且與之相比，透過改變各種動作的原點——「呼吸」，以及矯正姿勢，這種從根本來解決問題的方式，對於人體結構來說更為自然。

除此之外，趴姿也有改善膝蓋疼痛的效用，可以伸展到髖關節，間接減輕與髖關節連動的膝蓋負擔。雖然還是要依照引發疼痛的原因而異，但大多都能夠舒緩。

岡田欣之醫師

透過趴姿讓胸部上下擴張，伸展彎曲部位，可以幫助承接頭部的頸椎回到正位，有益於重心調整。不少人會建議肩頸僵硬的人鍛鍊肩胛骨周圍肌肉，或是儘量擴胸，也是因為能夠調整重心。但是把肩胛骨向後夾緊的動作，很有可能因為背後頸部到肩膀的斜方肌緊縮，而造成僵硬。所以更推薦透過趴姿改善、減緩症狀。

岡田真理子醫師

如同第60頁提到的內容。因為是平常少做的姿勢，可紓解緊繃的部位，且動作與平日的伸展完全不同，所以可緩解腰痛與肩膀僵硬。

矯正僵硬造成的惱人駝背

促進形成駝背的胸椎肌肉活動

人體的肋骨共有12對，這些都與胸椎相連。胸椎位於脊椎的頸椎與腰椎之間，構成胸廓背後的部分。胸椎上的關節超過50個，很容易僵硬，這些關節會隨著呼吸而活動。

趴的姿勢可促進肋骨活動，並藉此帶動胸椎活動，讓最容易僵硬、造成駝背的胸椎周邊肌肉活絡起來，改善駝背的問題。

經驗談

80多歲・男性

不太記得這樣做幾年了……以前的我一定不相信，這樣簡單的動作，對於矯正和維持姿勢竟如此重要。今後只要身體還做得到，我就會持續下去。

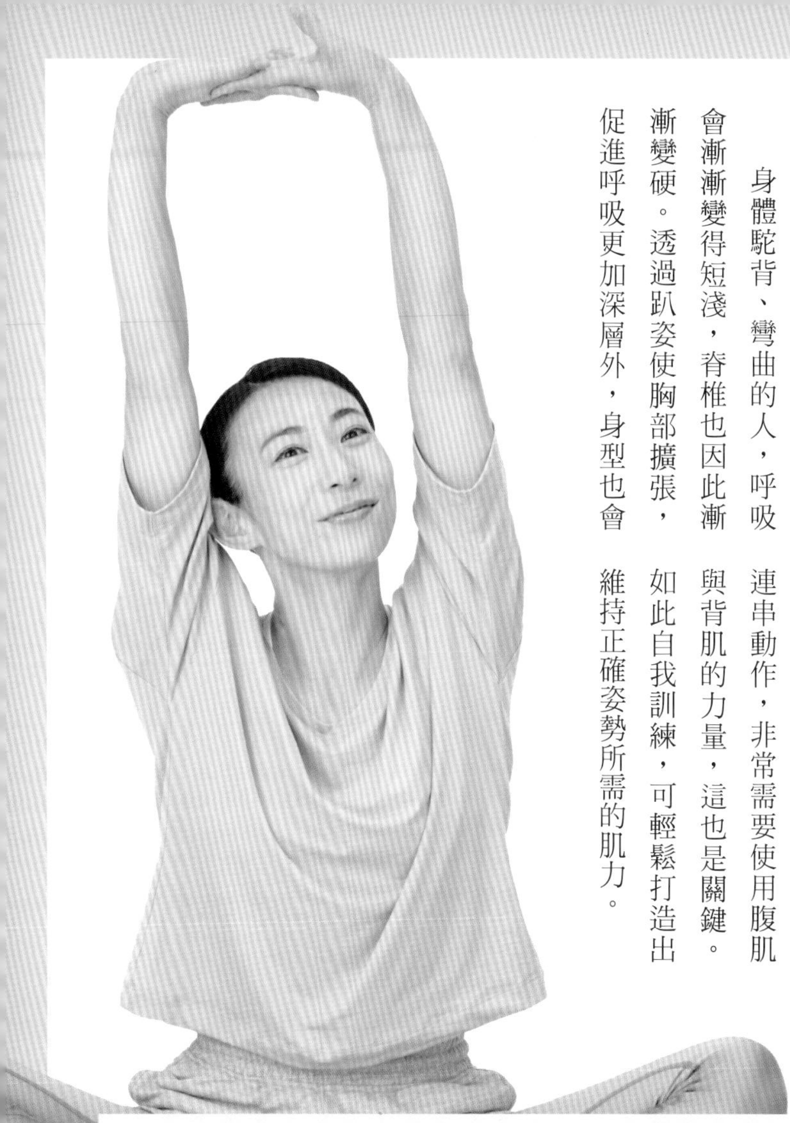

另外，這也與「呼吸（吸氣）與脊椎伸展的連動」相關。吸進越多空氣，越容易讓脊椎伸展。

身體駝背、彎曲的人，呼吸會漸漸變得短淺，脊椎也因此漸漸變硬。透過趴姿使胸部擴張，促進呼吸更加深層外，身型也會順著脊椎伸展的方向，變得更加勻稱。

而且，從趴臥到起身的一連串動作，非常需要使用腹肌與背肌的力量，這也是關鍵。如此自我訓練，可輕鬆打造出維持正確姿勢所需的肌力。

岡田欣之醫師

與第71頁的理論相同，趴姿使胸部上下擴展，彎曲的部分得以伸展，進而矯正脊椎與重心的位置。久而久之，便能改善姿勢，減緩駝背的症狀。

岡田真理子醫師

背部嚴重彎曲的人要短時間完全矯正有點困難，但如果是稍微駝背，因為趴的時候不受重力影響，可使平日因重力歪斜、彎曲的部分得以伸展。趴著的同時一邊想像拉長身體的感覺，效果會更為顯著。

消除緊繃日常中囤積的疲勞

全身放鬆，消除肌肉緊繃

趴著的時候，因為髖關節伸展開來，全身血液循環暢通。血液循環變好，睡眠品質自然提升。

此外，呼吸變深，氧氣大量進入體內的同時，也會促進老廢物質排出體外。呼吸不只是將氧氣吸入體內，幫助排出老廢物質的排毒功用也很重要，能夠有效消除疲勞。

雖然根據呼吸生理學中的論

經驗談

30多歲・女性

工作育兒兩頭燒，一直以來因慢性疲勞衍生的疲憊感而飽受困擾，然而每天稍微趴一下後，就讓身體感到前所未有的輕鬆。現在只要身體疲倦，便會抽空趴著休息。這樣可讓自己精神一振，之後家事工作也更順利。

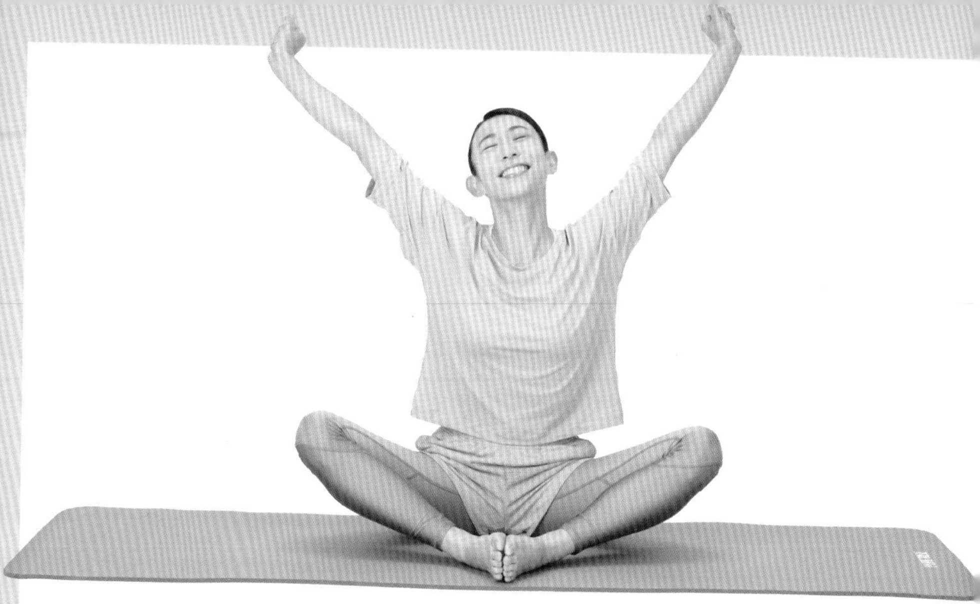

點，最容易深呼吸的姿勢首先為坐姿，接著才是趴姿，仰躺時呼吸最淺。但是，這僅限於坐姿正確的時候，而且只針對呼吸時的肺活量觀察。

實際上，不論多注意自己的姿勢，幾乎很少人的坐姿有辦法維持正確。坐著的時候，骨盆會稍微往後傾，常處於承受壓力的狀態，長期下來，身體緊繃的程度其實早已超標。

因此，透過容易執行的趴姿讓傾斜的骨盆轉正，緩解骨盆和腰部周圍的緊繃後，全身得以放鬆，進一步舒展其他的肌肉，更能有效消除疲勞。

岡田欣之醫師

慢性疲勞並非跑步後的疲憊感，而是伴隨身體疼痛的疲倦。因此只要減緩了腰痛與肩膀僵硬，就能將其消除。

希望大家都能有意識地將趴姿的練習視為日常保養的一環。

岡田真理子醫師

趴的姿勢與自律神經的調節相關。在現代，自律神經失調的人很多，透過趴姿來促進副交感神經活絡，可達到消除各種緊張的效果。從結果來看，會讓人實際感受到「疲勞消散」。

平衡紊亂神經，睡眠品質提升

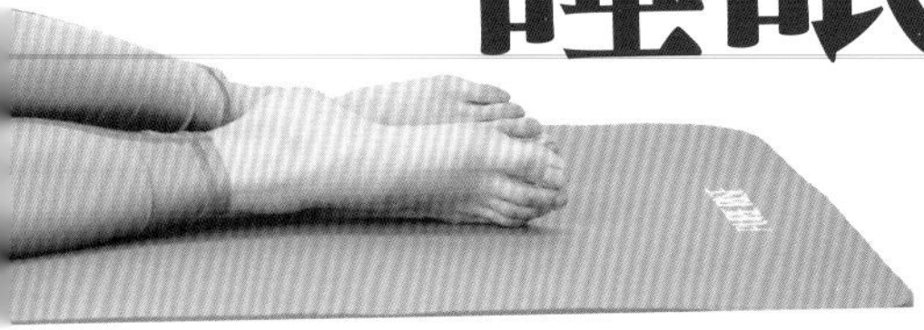

讓忙碌運作的大腦休息，血液充分流向腳尖

每天都有很多人向我反映，因為趴姿變得更好入睡。不僅睡眠品質提升，也能快速睡著。

之所以有這樣的感受，第一個主因是呼吸改變了。呼吸變深，副交感神經因此活絡，全身便能放鬆，自然可以促進睡眠。

其次是全身血液循環變好，連腳尖都能感到溫暖。

談到健康長壽的話題時，我

經驗談

60多歲・女性

半夜醒來時，仰躺著會不斷想事情，奇怪的是，如果改成趴睡，都不會想事情，很快就能入睡。

50多歲・女性

睡前讓身體朝下稍微趴一陣子，腳尖很快地就會溫暖起來，覺得一下子就能睡著。神奇的是，睡覺的時間明明相同，卻更能消除疲勞。或許因為可以熟睡，讓睡眠品質變好了。

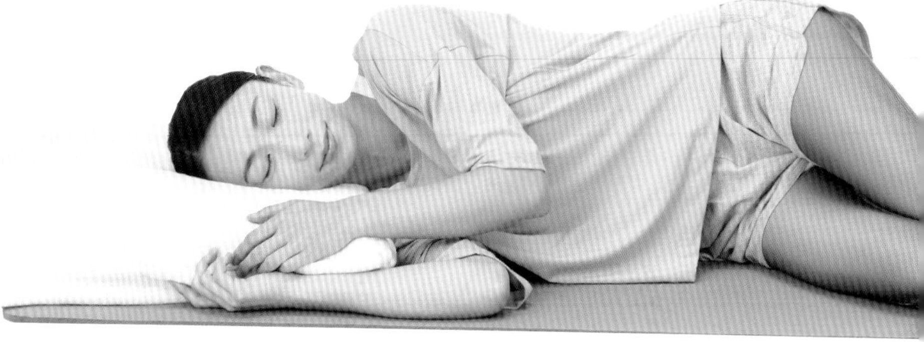

們常說「頭冷腳熱」。身體趴著時，平常轉個不停的腦袋得以休息，血液也不再阻塞於連接大腿根部的鼠蹊部，得以順暢流向腳尖，達到頭冷腳熱的狀態。

另一個理由則是，趴著時頭蓋骨後面的枕骨沒受到壓迫，讓腦部運作變得更加活絡。

大腦中有個會左右健康的液體，稱為腦脊髓液，負責將養分或老廢物質輸送至腦部或脊髓神經。在趴著的情況下，腦脊髓液的循環變好，腦壓降低，這樣一來，副交感神經也會更加活絡，有助於快速好眠。

岡田真理子醫師

睡覺時若身體處於緊繃狀態，副交感神經不活絡，就無法好好入睡。現在很多人在睡前會看手機，手在動、頭在思考、眼睛在看……讓全身緊繃的狀況可說是一應俱全。睡前做這些事，會使交感神經活絡，即使睡著，也如同強制關機一般，沒有真正放鬆。因此隔天起床時，身體未能修復完成，無法將疲憊一掃而空。所以說，趴著的這段時間，正是為了活絡副交感神經、依序關機、準備進入睡眠狀態的一種儀式，具有相當好的效果。

改善循環，告別手腳冰冷

促進血液循環，提升身體基礎代謝

透過趴的姿勢，可以讓呼吸變得更順暢。首先，會吸吐大量的空氣。細胞吸收到充分的氧氣與營養素，血液流動變得活絡，自然可以減緩手腳冰冷的症狀。

此外，長時間維持坐姿的人，身體呈L形，大腿的粗大血管或大腿根部、鼠蹊部容易阻塞。而當身體趴著的時候，會伸展這些部位，讓淋巴流動變得順暢，有

經驗談

30多歲・女性

從年輕起，我的手腳就容易冰冷，尤其冬天一到，一定得穿上襪套。一開始是為了消除疲勞而練習趴的姿勢，沒想到身體一下子變得暖呼呼，感覺全身循環都變好了。不知道是不是這個原因，今年冬天直至春天到來，我沒穿過一次襪套。

效排出老廢物質。這樣一來，可以提升基礎代謝，活化細胞。

順便一提，人體正常體溫為36.5～37.1℃，體溫每降1℃，代謝將下降13%，免疫力將下降38%。相反的，腸道溫度越接近40℃，越能活化免疫細胞與好菌，增加體內酵素。

因此，不論是為了提升基礎代謝或免疫力，都要留意促進血液循環，讓體溫維持在36.5℃以上。

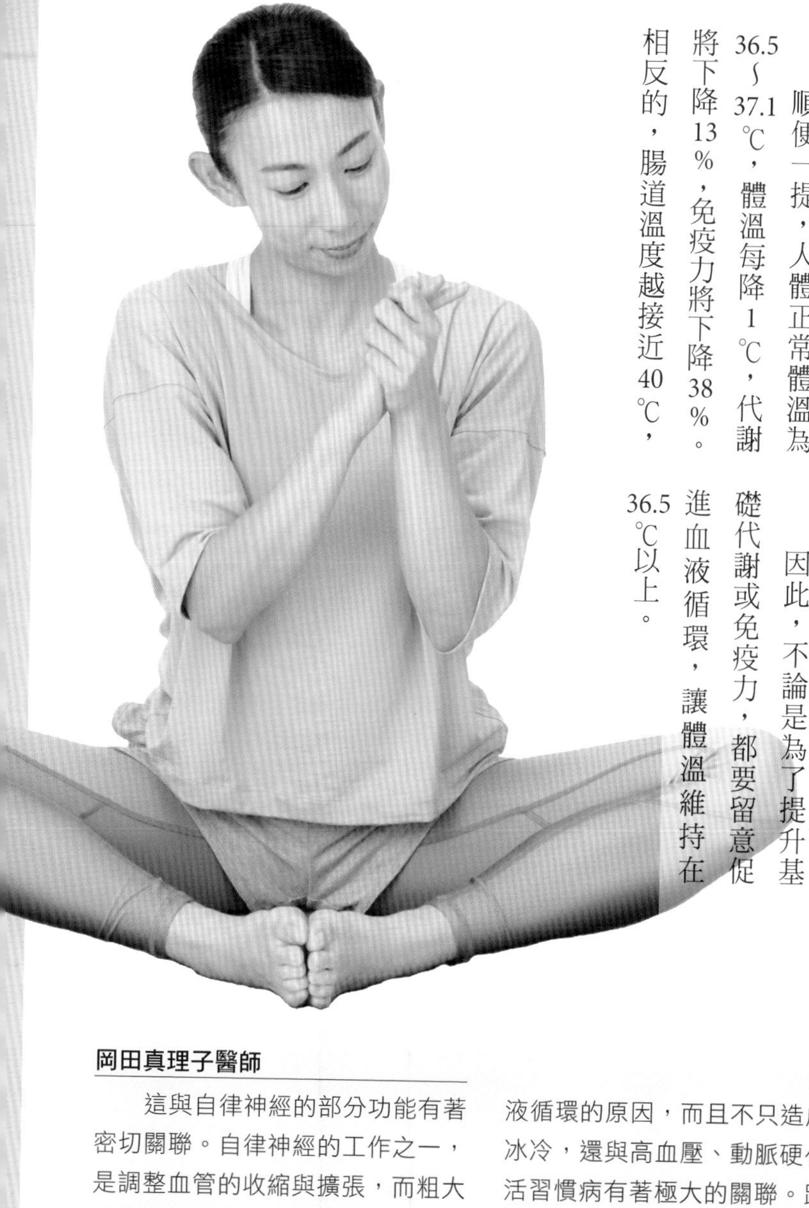

岡田真理子醫師

這與自律神經的部分功能有著密切關聯。自律神經的工作之一，是調整血管的收縮與擴張，而粗大血管的血管壁是肌肉產生的地方。

現代人工時長，直到睡前大多都處於緊繃狀態，這些都是影響血液循環的原因，而且不只造成手腳冰冷，還與高血壓、動脈硬化等生活習慣病有著極大的關聯。趴姿能幫助身體從僵硬、緊繃感中鬆綁，促進全身血液循環，改善手腳冰冷的症狀。

免疫機能提升，打造抗病體質

抵抗力變得更高，不容易感冒或生病

很多患者養成1天趴1分鐘的習慣後，變得很少感冒或生病。原因有很多，但其中最主要的，就是身體循環變好了。

人體有70%是水，當血液、淋巴、腦脊髓液等體液循環停滯，導致身體機能無法正常運作，就會引發各種不適與病症。而趴著的時候，可以使血液流動變好，讓負責消滅病菌的白血球流動全

經驗談

30多歲·女性

每當季節轉換時，我都會罹患伴隨高燒的嚴重感冒，每年兩次，已成慣例。但是，自從練習趴姿之後，我發現這一年一次都沒有感冒。當中好幾次明明覺得「好像快感冒了」，奇妙的是，趴著讓身體休息之後，身體情況就沒有繼續惡化，甚至隔天便恢復精神。

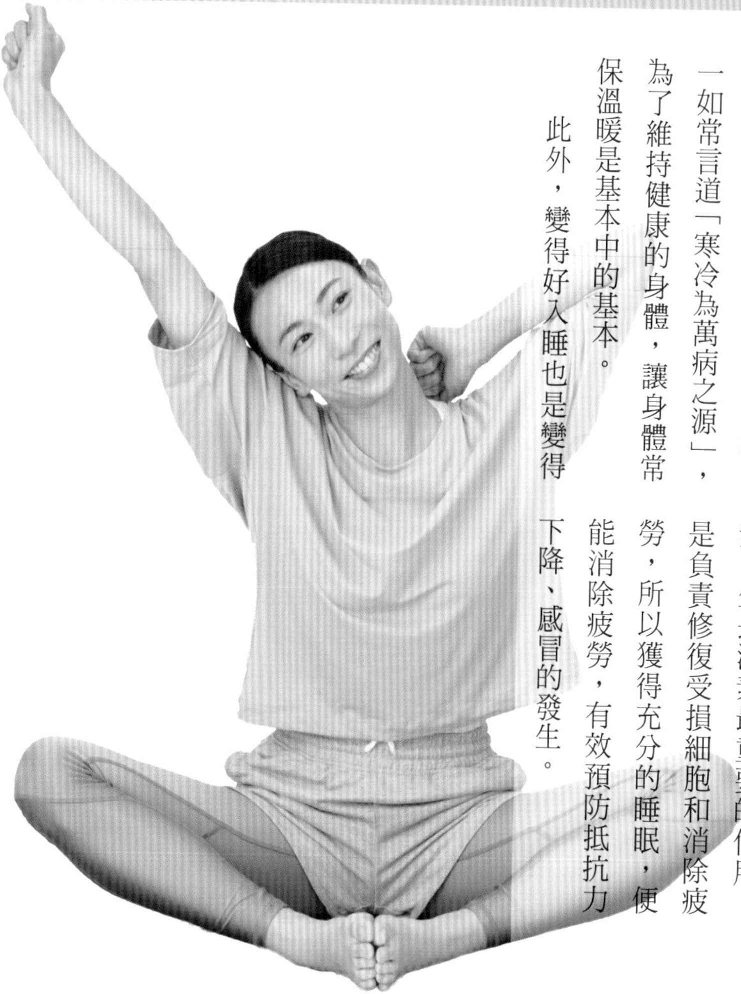

身，大幅提升免疫機能。

如果體內的循環不佳，身體就容易產生冰冷、浮腫等問題。一如常言道「寒冷為萬病之源」，為了維持健康的身體，讓身體常保溫暖是基本中的基本。

此外，變得好入睡也是變得不容易感冒的原因之一。

人在睡眠時會分泌生長激素，生長激素最重要的作用，是負責修復受損細胞和消除疲勞，所以獲得充分的睡眠，便能消除疲勞，有效預防抵抗力下降、感冒的發生。

岡田真理子醫師

趴姿對於預防感冒的功效，在於促進肺部換氣。平常因重力關係，痰液容易積在支氣管的部位，當姿勢改變後，就可幫助咳痰。換氣狀態佳，就可以增強肺部的免疫力，減少感冒的機率。

岡田欣之醫師

透過每天的趴姿訓練，可以讓呼吸變得更深層，身體獲得充分的氧氣，囤積在肺部的痰更容易咳出。除此之外，影響免疫力的自律神經也維持在健康的平衡狀態，變得更不容易生病。

步伐變得穩健，走路不易跌倒

髖關節可動範圍變廣，步伐變大且穩定

走路容易踉蹌跌倒，是很多高齡者常碰到的問題。這關係到髖關節的伸展角度或足關節角度，以及步伐大小或下半身肌力。

隨著年齡增加，髖關節無法完全伸展，因而呈現彎曲狀態。

透過趴姿將身體拉直，有助髖關節伸展，加大髖關節的可動範圍，並且進一步加大步伐，也使得足關節的反向角度（角背彎

經驗談

80多歲・女性

只是每天趴1分鐘，腳和腰卻感覺越來越有力氣。

80多歲・男性

我不知道原來僅是將身體趴著，對走路竟然有這麼大的影響力。

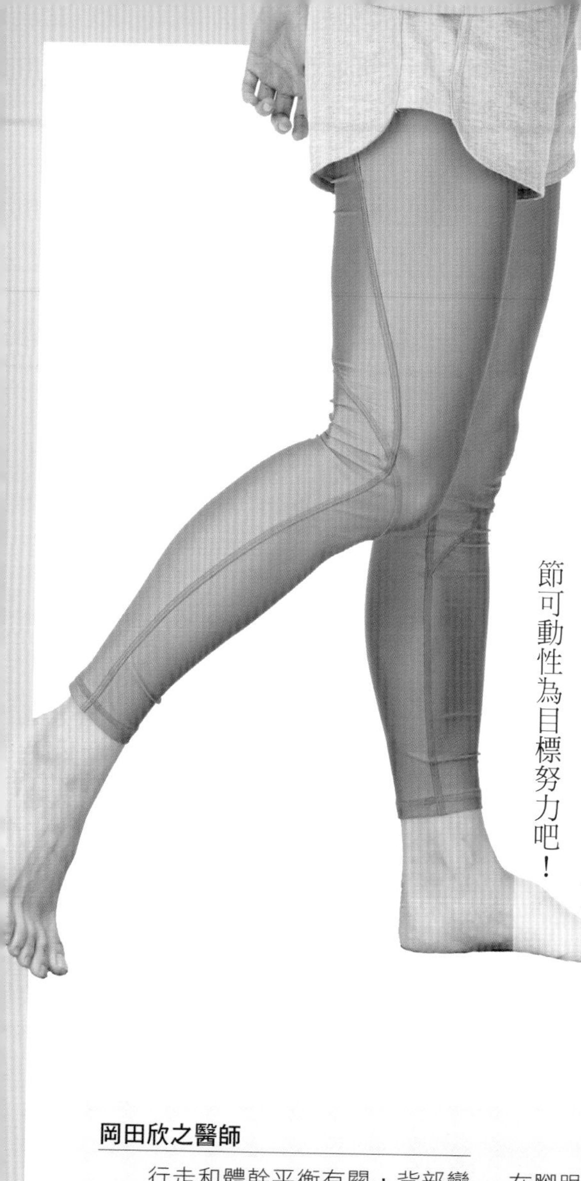

曲角度）變大。足關節反向角度改善了，腳尖變得容易上提，就不再容易絆倒。

步伐變大後，也可鍛鍊到臀部肌肉，提升膝蓋的穩定性，可以緩和膝蓋的疼痛。

髖關節的理想角度（腳向後伸的角度）為10～15度，走路時多留意這一點，抬高臀部，也能有效保持良好的姿勢。

臀肌與平衡感息息相關。為了避免未來長期臥床，鍛鍊這一部位的肌肉相當重要。為此，首先請以用趴姿增強髖關節可動性為目標努力吧！

岡田欣之醫師

行走和體幹平衡有關，背部彎曲的人重心偏向前方，破壞了行走的平衡。因此為了維持平衡，膝蓋會彎曲，身體不得不向後傾。正常的重心軸是位於腳跟稍前的位置，背部彎曲的人，重心則幾乎完全落在腳跟上。身體呈現上半身向後傾斜，腰部向前突出的姿勢，彷彿穿著溜冰鞋站立，很容易絆倒。透過趴姿改善姿勢後，不僅可以改變重心、伸展髖關節，腳也能輕鬆向前伸出，不容易跌倒。

活絡腸道和肌力，塑造平坦小腹

活化腸道運作，強化腹部周圍肌肉

趴的姿勢可以促進腸道的蠕動、消除便秘問題，是小腹變平坦的原因之一。

另外，呼吸時運用肋骨活動，連帶拉動腹部周圍所有肌肉跟著運動，這些肌肉從肋骨連接到骨盆，包括腹橫肌、腹外斜肌、腹內斜肌。透過這些動作強化肌力，將腹肌打造成容易施力的狀態。久而久之，原本鬆垮的肌肉逐漸

經驗談

30多歲．女性

每天睡覺前都會將身體朝下趴著。這時候，腸胃會咕嚕咕嚕叫，感覺五臟六腑都歸位了，隔天早上排便也非常順暢。排便順暢後，感覺很輕盈，體重也真的減輕了。

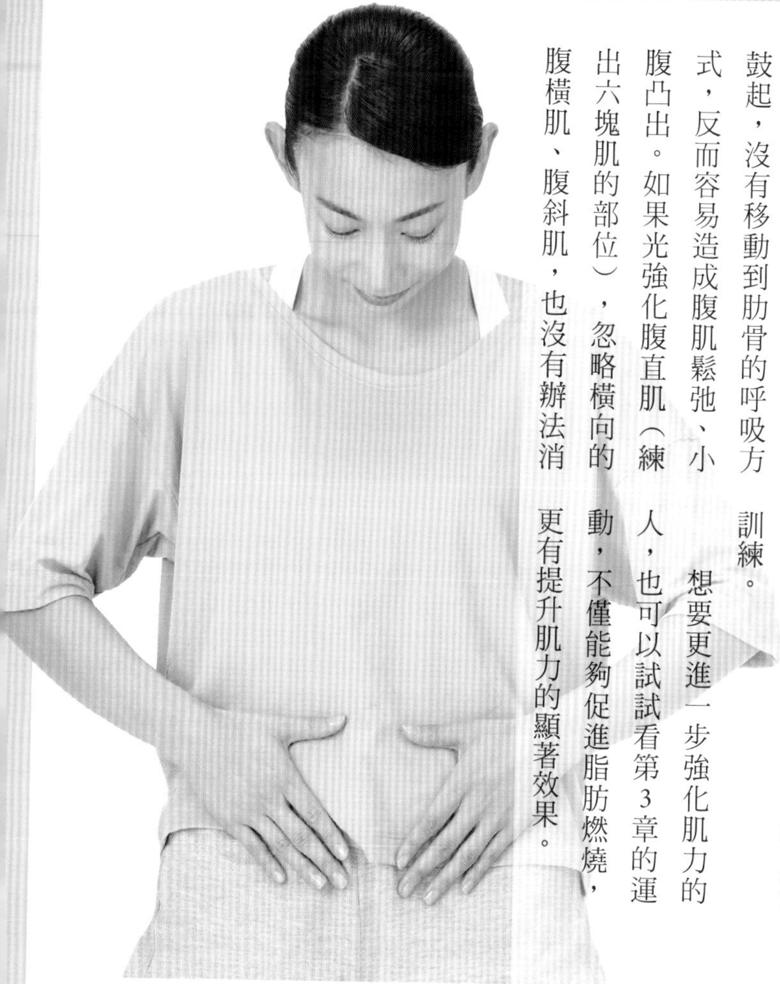

變有力，小腹自然而然就會慢慢變平坦。

需要注意的是，單純將腹部鼓起，沒有移動到肋骨的呼吸方式，反而容易造成腹肌鬆弛、小腹凸出。如果光強化腹直肌（練出六塊肌的部位），忽略橫向的腹橫肌、腹斜肌，也沒有辦法消除凸小腹。因此，最推薦的還是必須運用橫隔膜呼吸，可以充分使用到各部位肌肉的趴姿訓練。

想要更進一步強化肌力的人，也可以試試看第3章的運動，不僅能夠促進脂肪燃燒，更有提升肌力的顯著效果。

岡田欣之醫師

對於四肢爬行有困難的人，光躺在地面起身，都是一個相當辛苦的動作。為了趴下來或起身，一定會擺出腳著地的姿勢。這時，腹肌須使出一定的力氣，可以達到提升肌力的效果。

岡田真理子醫師

一般來說，隨著年齡的增加，要鍛鍊肌力的難度也越高。藉由簡單的趴姿動作，不僅可以在呼吸中強制運用平常很少使用的肌肉，在趴下、起身的過程中，也會運用到各部位的肌肉。

清除老廢物質，避免囤積痰液

透過趴姿暢通空氣，強化呼吸和咳嗽機能

「痰」是由進入呼吸道的分泌物堆積而成，用來將塵埃、細菌、病毒、過敏原等異物，透過咳嗽、深呼吸等方式排出體外，如果長期囤積在體內，有可能大幅提升感染肺炎或是其他疾病的機率。

維持趴姿的時候，呼吸會因肋骨的活動變得更深層，有助於空氣流通。因此，氣管壁上的絨

經驗談

30多歲・女性

我自幼氣管較弱，體質容易積痰。每到冬天，老覺得喉嚨有東西卡住。由於母親也有相同症狀，所以我本來認為這是遺傳而放棄治療。但是自從開始練習趴姿後，我發現喉嚨不再有東西卡住。即使感冒，也很容易將痰咳出，病一下子就痊癒了。

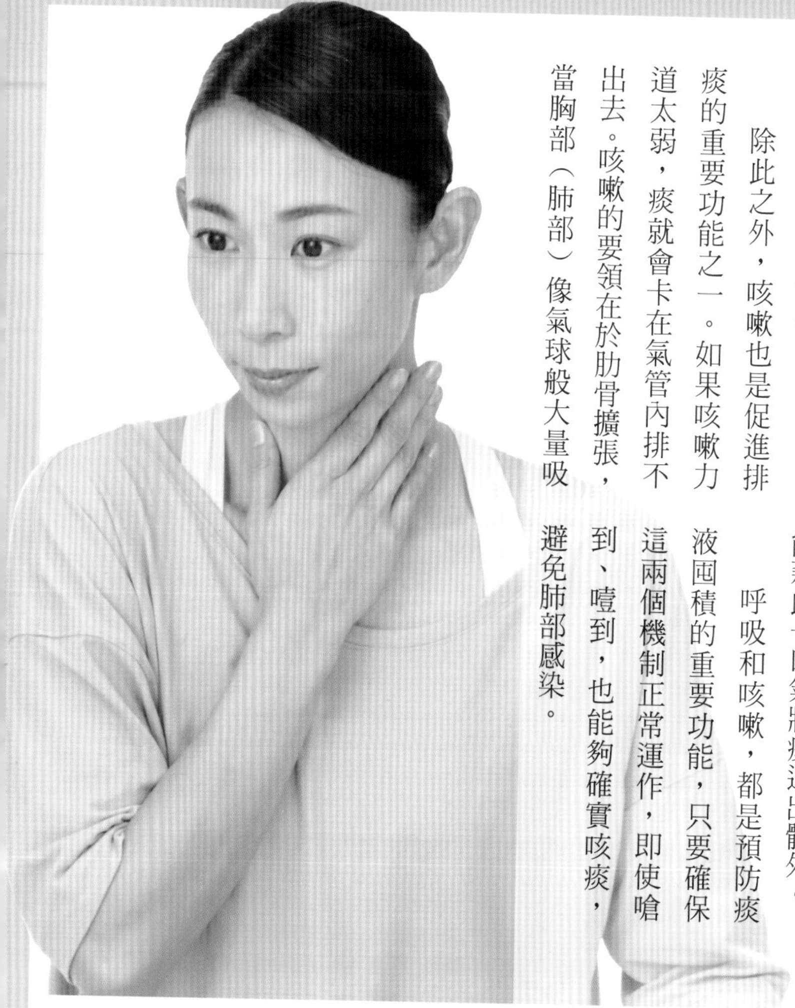

毛可以將痰從氣管深處往喉嚨運出，利用呼吸和重力的作用，促進老廢物質排出體外。

除此之外，咳嗽也是促進排痰的重要功能之一。如果咳嗽力道太弱，痰就會卡在氣管內排不出去。咳嗽的要領在於肋骨擴張，當胸部（肺部）像氣球般大量吸入空氣而脹大後鬆開，猛烈的排氣產生強烈的咳嗽力道，才能藉此一口氣將痰送出體外。

呼吸和咳嗽，都是預防痰液囤積的重要功能，只要確保這兩個機制正常運作，即使嗆到、噎到，也能夠確實咳痰，避免肺部感染。

岡田真理子醫師

大家可以從物理的角度來想像，好比卡在桶底的物品（痰），因為轉變了桶子的方向，就能從反方向出來。這也是臨床醫療上經常使用的方法，照護員或協助復健的人，為了避免那些自己無法轉向的人一直保持仰躺的姿勢，需定期協助改變姿勢。肺部一如柔軟的海綿，不要讓壓力集中在海綿的一處，經常變換方向很重要。

提高大腦效能，強化專注力

每天抽出「空閒」，強迫大腦進入休眠

我們的生活，經常充滿緊張與壓力。雖然說，適度的緊張與壓力能讓人打起精神，充滿幹勁，但是一旦超過限度，交感神經過於活絡，反而會使自律神經失調，降低大腦和身體的運作機能。

為了不造成這樣的情況，每天多少要空出一點時間放鬆。

趴著的時候呼吸變得更深、更緩，可以促進副交感神經活化，

岡田真理子醫師

人的身體若持續處於緊繃狀態，將出現各種不適症狀，自律神經也有可能因此失衡、紊亂。我覺得在消除緊繃的方法中，趴姿是最簡單又有效的方式。

達到很好的放鬆效果。也能夠藉此調整自律神經的平衡，提高關鍵時刻的注意力。

我們每天的生活中，一定要有所謂「空間」的時間。應該有不少人，會不自覺在睡前花很多時間滑手機，但如果是趴著，這段期間就不能做其他的事，所以可以完全拋開手機。

從最近的研究報告得知，像這樣適度安排「讓大腦放空」的狀態，才是提升工作效率最好的方法。

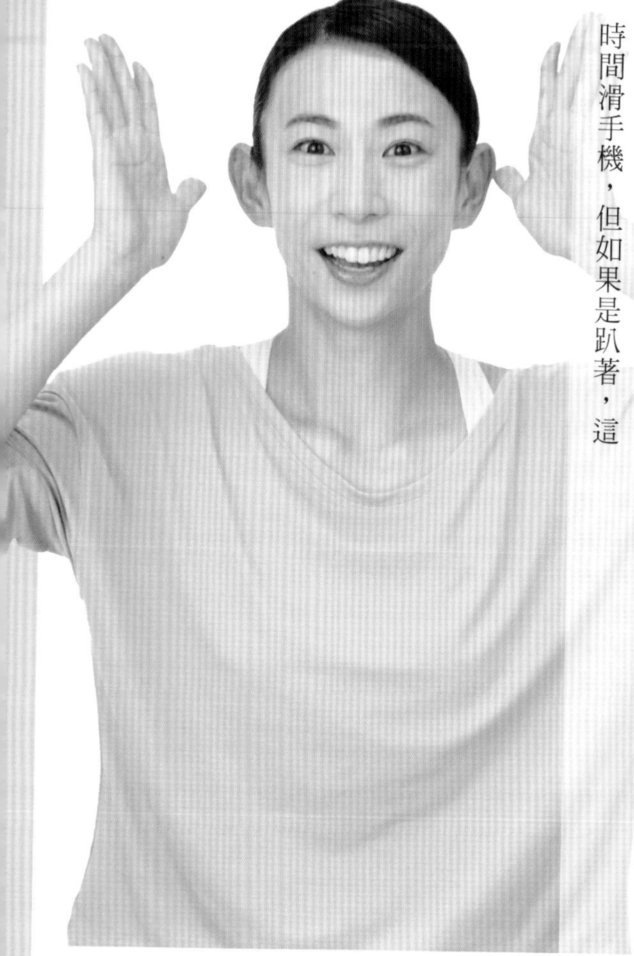

岡田欣之醫師

趴姿可以加強睡眠品質，進而提升專注力，提高工作效率。這一點和自我我意識有很大的關聯性。專注力沒有辦法用數據顯示，但只要每天在清醒的狀態下，刻意安排短時間的趴姿訓練，就可以透過短暫放空的過程，感受到專注時的狀態，並藉此運用在生活中。此外，在這段時間中，也能重整被繁瑣雜事填滿的腦袋，讓思緒更為冷靜。

1天趴1分鐘產生的奇蹟不勝枚舉！

嚴重的腿腰疼痛改善了半夜不再被口水嗆到

50多歲・女性

我28歲的時候曾接受髖關節手術，現在51歲了。隨著年紀增加，感覺肌肉越來越僵硬，髖關節能夠彎曲伸展的角度也越來越小。

長時間坐在椅子上後，站起來時，腰部有時會異常疼痛，無法伸直，因長期下來都是如此，讓我對未來充滿不安。而且每次睡覺翻身，腿、腰都非常疼痛，即使睡著了都能感覺到疼痛，我真的很想改善這種不舒服的狀態。

另外，我曾有幾次在半夜被自己的唾液嗆到。我感到惶惶不安，身邊的人卻認為我大驚小怪。

這些經驗讓我在腦中不斷想著：我真的很想消除疼痛！想消除睡眠時的恐怖體驗！好想要熟睡！

聽到物理治療師建議我每天趴1分鐘時，我內心其實半信半疑，「只要1分鐘？」、「只要趴著？」、「手術過還能有所轉變？」總之，與其什麼都不做，我抱持著先試試看的念頭開始練習。

剛開始嘗試趴著的時候，頸部周圍、肩膀、背部、腰部都有一點緊繃的感覺，而且過程中也沒有消失。我受限於髖關節彎曲的角度，所以在腹部下面放了薄的枕頭，一直調整可以穩定的姿勢。

1分鐘一下就過去了。不到一週的時間，頸部、背部、腰部周圍應該會有的緊繃感，慢慢都不再出現。然後，我感覺身體的重量慢慢地讓髖關節伸展開來。因為是緩慢的改變，所以不覺得疼痛。髖關節、腰部、肩膀、頸部的僵硬情況都舒緩許多。

我還發現呼吸變輕鬆了。由於胸部貼近地板，所以想大口深呼吸時，很難擴張胸部，不過，明顯感受到背部的伸展，也慢慢能夠大口深呼吸。此外，也不再發生半夜被唾液噎到的情況，恐怖體驗完全消失。真是撿回一條命！

下半身的疼痛雖然沒有完全消失，但確實減緩了睡眠時的疼痛感，睡眠品質也發生變化。

還有一點很重要的是，趴著的時候能幫助我平靜心情。所以忙碌、心情低落，或是感到疲憊時，在做家事前先趴一會兒，能讓自己放鬆一下，身心會變得更有精神。

從半信半疑開始的練習，由於方法簡單可行，所以直到現在仍能持續下去。

女兒和我的便秘問題都獲得改善

20多歲．女性

前陣子，我很煩惱6個月大女兒的便秘問題，也曾帶去小兒科看診，結果為了促進排便，還得使用棉花棒挖。

在感到煩惱的時候，認識到了趴臥這個治療方式，馬上讓女兒試試看，結果，很快就聽到用力大便的聲音！

從此，我每天都會找時間讓女兒練習趴著的姿勢。現在女兒頸部已長硬，能夠自己持續趴著。我在旁邊看顧時，會依她的體力狀況，協助調整姿勢。

解決了令人不知所措的便秘問題，真是令人開心。另外，媽媽我自己也利用趴姿，稍微改善了便秘問題。

※嬰幼兒俯臥時，會有SIDS（嬰兒猝死症）的風險，所以請注意，一定要有大人看顧，才可以俯臥。

紓解肩膀和腰部疼痛 早上起床神清氣爽

50多歲・女性

我從40歲出頭起，有了腰痛和肩膀僵硬的困擾。

我的工作有一半時間都要站著，也必須坐著從事一般文書性工作。由於情況未曾好轉，所以早有要和疼痛相伴到老的覺悟。

有次和朋友聊起，這樣下去，等年紀大了，真不知道自己的身體會變如何。

朋友和我提到「1分鐘就可以，試試看趴一趴再去睡覺」。我聽到的時候充滿困惑，想著這樣做，胸口不是會很不舒服嗎？

朋友又說，睡前只要趴1分鐘左右，之後再依自己習慣的姿勢睡覺就好。如果只是這麼簡單的動作，比起什麼都不做，不如先試試看吧！抱持這個想法，我開始墊著枕頭去嘗試。

就這樣嘗試了3天左右之後，「咦！好像變得好入睡了。」墊著枕頭趴下去的時候，大概過3~4分鐘就會開始有睡意。相反的，如果一開始是仰躺著睡覺，不但腰痛，而且完全沒有想睡的感覺。

因此，我又持續嘗試下去。真是太不可思議了！不知不覺一覺到天亮！多年來的腰痛獲得緩解，肩膀僵硬的問題也不見了。

從此之後，我習慣每天在睡覺前和起床後都先趴1分鐘左右。

從第一次嘗試到現在已過了半年的時間。現在，每天早晨醒來，神清氣爽，起床不再感到痛苦。

睡眠品質提升
活力充沛過每一天

40多歲・女性

自從40歲過半後沒多久，我開始會突然在半夜醒來，之後再也無法入睡。

無法得到充足睡眠的結果，就是隔天一整天都很想睡覺，專注力下降，還曾經發生半天就該完成的工作，到隔天早上都還在做的情況。

當然，早上起床時仍充滿睡意，按掉鬧鐘後又繼續賴在床上一段時間，這種情況也不時發生。即便起床後，疲憊猶存，不再像以前一樣充滿活力，長久下來，我開始對這樣的自己相當不滿。

當我和別人談起這個困擾，得到的回應是，這個症狀或許是早發性停經特有的睡眠障礙。我想，的確年齡到了，若真是這樣就沒辦法了，於是抱著半放棄的念頭，消極對待。

就在這時候，有人推薦我「趴姿」。

因為不是太難的動作，我以安穩心神的心情，在晚上睡前嘗試看看。結果沒想到感受非常好，覺得比全身伸展更舒服。

因工作關係需長時間久坐，我知道自己其實有點駝背。當我趴在地上時，很不可思議的，覺得背部很輕鬆地伸展開來，全身也慢慢舒服起來。

雖然聽說只要1分鐘就夠了，但實在太舒服了，想一直持續下去。等恢復意識時，竟趴了10分鐘之久，卻一點都不覺得不舒服。之後，不只睡前，連起床時我都會先趴1分鐘左右，久而久之便養成習慣。

現在我半夜醒來的次數減少，越來越常一覺好眠到天明。睡醒時的精神也比過去好多了，可以在按掉鬧鐘的同時很乾脆的起床。也因為這樣，早上不再匆忙，可以很悠哉地出門上班。

總之，多虧了睡眠品質變好，確實讓我一整天都精神奕奕。

「感到疲累就趴一下」成了我的護身符

30多歲．女性

我現在正養育著一個1歲半的兒子。小孩的成長快速，體重日漸增加，每天將小孩或抱或揹，讓我的肩頸常處於超緊繃的狀態。等我發現到嚴重性時，頸部已出現強烈疼痛感，左手也無法向上抬起。

另外，也因為小孩半夜會起來很多次，我無法獲得充足的睡眠，慢性疲勞的困擾漸漸襲來。

我是從朋友那裡聽說了「趴」的好處。迫切想放鬆的我，沒有多想就開始嘗試，結果立刻讓身體輕鬆許多，感受實在太好，舒服到直接熟睡。

我平常哄小孩睡著後，身體總是疲憊不堪，卻又沒有睡意，因此常常漫無目的地滑著手機打發時間，結果這天晚上沒有滑手機也很快就有了睡意。

隔天早上醒來，精神也很好，真是久違的「好眠」，感覺疲累感消除許多。老實說，完全沒想到只因為這樣一個簡單動作，就讓精神變好，身體放鬆。如此立即見效，令人驚訝不已。

在親身感受到身體變化之前，我對這樣的療法不屑一顧，覺得這樣趴著會讓胸口不舒服。然而，實際體驗後，完全相反。每次呼吸，緊繃的背部從壓力中獲得釋放，有種爽快感。手指腳尖也都變得暖呼呼，這種感覺，只有試過的人才知道。

我自己因為小孩晚上一定要躺在我的手上才能睡著，沒辦法每天晚上都執行。但是，當身體真的非常不舒服，很疲累或感覺快感冒的時候，白天只要一有空，就會在客廳稍微趴著。結果沒想到，感覺快要開始發燒的身體，到了隔天就好多了。

現在，「感到疲累就趴一下」已成為習慣，像我的護身符一樣。

題外話，趴著的時候腹部朝下，不只感到舒服，還有一種難以言喻的安心感環繞在身體周圍，令人懷念、放心，讓心情變得平靜、舒坦。

其實，因為尚未習慣育兒，我內心充滿了不安、孤獨感。抽出時間靜靜地趴著，就覺得能讓自己慢慢恢復積極的心情，告訴自己「沒問題！沒問題！」然後努力下去。

適合年長者的復健法推薦給需要的人

30多歲・女性

我有2個分別是10歲和6歲的小孩，並在老人之家從事物理治療師的工作，針對來接受一日照護的人，提供復健的服務。

過往，我沒有太多的機會在復健現場提供俯臥療法。雖也曾聽過別人提到「這種趴的姿勢對身體很好喔！」卻很少實際看到治療的情況。在研修會上，聽完乾先生的介紹後，便想著自己先試試看。

雖然曾是自己過去能自然做到的姿勢，但也很久沒做了。嘗試之後，最大的感想是「平靜」，有種「安心感」，而且發現能讓腿部伸展。

我的肩膀相當僵硬，所以趴著的時候，無法穩定頸部位置，不論怎麼做，上半身都無法出力，不過，下半身反而可以好好地伸展，感覺很放鬆。

之後工作時，我觀察年長者們的身體與症狀，開始為需要的人提供治療。

剛開始聽到我說「請趴下來」時，大家都回以驚訝的反應。或許是因為，大家至今都沒有在復健時聽過這樣的療法。

不過在實際嘗試後，知道自己「可以」做到這個動作，就會產生自信。隨著每一次的訓練，變得可以更快速做到。

其實「趴」的動作本身也是一種翻身或體幹扭轉運動。大家多有背部彎曲、駝背的問題，只做趴的姿勢，也能讓身體好好伸展。

另外，對體幹和骨盆僵硬的人而言，扭轉體幹有一定難度，如果只是告訴大家「趴下來」，因為動作人人熟知，毫不費勁，自然就會開始運動。

換句話說，做趴姿的練習增加了可復健的範圍，對復健者很有幫助。因此，我現在也向可以舒適趴著的人，積極推廣這項簡單易做的姿勢。

大部分的復健者在趴2～3分鐘後，就會漸漸有放鬆的感覺。我覺得或許是這樣的姿勢會讓人感到安心，像嬰兒讓人抱著或揹著一樣，彷彿在母親懷中般一下子入睡。

緩和車禍後遺症的疼痛與疲憊

30多歲・男性

因為曾遭遇機車交通事故，自6、7年前開始，我便深受頸椎僵直的困擾。每次使用手機或閱讀超過30分鐘左右，頸部周圍會開始隱隱作痛，背部感到疲憊和痠痛。

因此，我開始嘗試每天在晚上讀書前或症狀出現時趴1分鐘，大概維持了1個月的時間。

最初的4天左右，覺得身體伸展開來很舒服，暫時感到放鬆。但這時候趴著時，身體嚴格來說應該是頸部，還是會有些許的緊繃、疼痛感。起身後再讀10分鐘書，身體的疲憊感便又回來了。

大約到了第10天，明顯感覺到頸部的疼痛舒緩許多，但是只要停止趴姿練習，身體又會回到最初的狀態，不斷反覆。但比起過去，已經能更長時間維持趴姿，背部的疲憊感也改善很多。

大約到了第16天，已經可以輕鬆趴著，頸部不再感到疼痛。即使閱讀1個小時，背部也不再疲憊。

到了第25天，頸部症狀完全消失。到了第27天，趴了長達10分鐘左右後，頸部才開始隱隱作痛。閱讀了2個小時，背部也不會感到疲憊。

嘗試了1個月，和過去相比，頸部不痛的時間拉長。雖然身體的疼痛沒有完全消除，但背後的疲憊感明顯緩和許多。

我自己分析的結果是，藉由趴姿可以舒緩身體，可動範圍變廣，明顯拉長了不痛的時間。同時也發現，整體的肌肉量太少，或是可能尚有其他的問題。透過這麼微小的姿勢，讓我發現這些可能性。

之後雖然沒有每天都做，但是每逢頸部疼痛或身體感到疲憊時，我就會讓身體趴著去放鬆。

像我一樣肌力不足、或是運動量不夠、身體僵硬的人，我認為先藉由趴姿訓練讓身體變柔軟，再搭配皮拉提斯鍛鍊，強化肌力，可以得到更好的效果。

消除長年過勞導致的不適 從親身體驗到臨床應用

40多歲・女性

我在大阪的醫院擔任物理治療師。

我最初感受到趴姿的成效，並非來自患者，而起源於我自己。因長年疲勞，引起肩膀僵硬、腰痛、睡眠障礙等問題，使心理和生理機能下降，工作上無法順心，也沒辦法安穩地過每一天。

我運用自己的專業知識與技術，一邊嘗試各種方式修復自己的身體，但總覺得身體無法完全改善到如年輕時的最佳狀態。

就在某天工作結束後回家時，太過疲憊的我自然而然趴了下來，再次醒來時已是早上。平常半夜會多次醒來的我，這晚，卻一次都沒有醒來，簡直是完全熟睡了。睡醒後，神清氣爽，也不覺得身體笨重。

在這段期間，偶然在研修會上認識了乾先生，學到了「俯臥療法」的相關知識與功效。因為有過親身體驗，之後便實際運用在適合的患者身上，也有過幾次成功的案例，對於呼吸阻礙、肩膀僵硬、腰痛等方面有極大的效果。

PART
3

喚醒身體原本的機能！

強化
背＆腰＆腿肌力，
趴著做的運動！

若已習慣趴著的姿勢，
這次來做簡單的運動吧！
這些運動的目的是為了維持姿勢，
強化步行時所需的肌肉力量。
除了物理治療現場常見的方法，
還搭配了皮拉提斯的精髓。

基礎運動 1

強化大腿內側肌、伸展大腿前側肌

當髖關節向後伸展，腳朝後方踢出時，一定會用到大腿內側和臀部的肌肉。鍛鍊這些肌肉，才能提高向前跨步的力量。另一方面，伸展具煞車功用的大腿前側肌肉，也能讓大腿整體肌肉達到平衡。

持續這個運動，能讓跨步變大，提升走路的速度。也可以透過伸展大腿前側肌肉，紓解髖關節前側的緊繃，並調整骨盆前後傾斜的問題，進而改善姿勢。依每人的狀況不同，還能達到改善腰痛的效果。

但是，若出現腰部疼痛的狀況，請立刻停止，不要勉強運動。

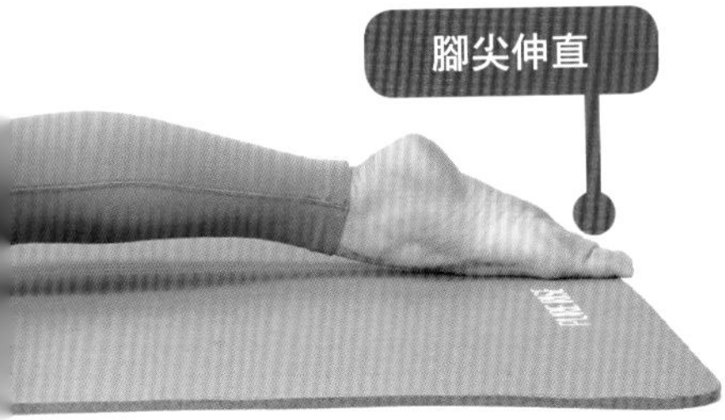
腳尖伸直

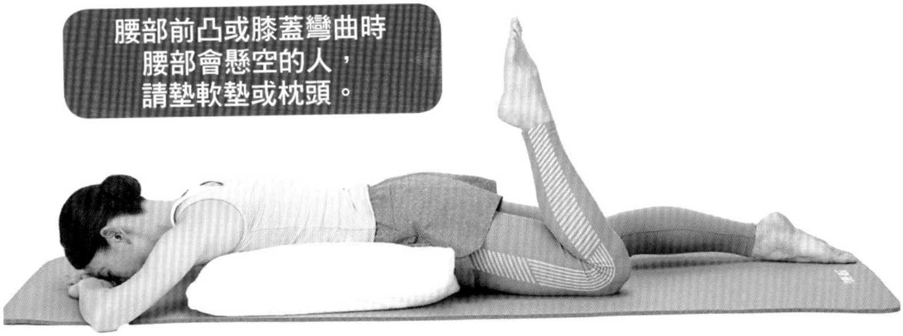
腰部前凸或膝蓋彎曲時
腰部會懸空的人，
請墊軟墊或枕頭。

動作

❶ 身體朝下趴直，兩手交疊在額頭下方。

❷ 腳尖伸直，一邊吐氣，一邊慢慢將左右腳輪流彎起、放下。

❸ 習慣後，儘量將腳跟靠近臀部。

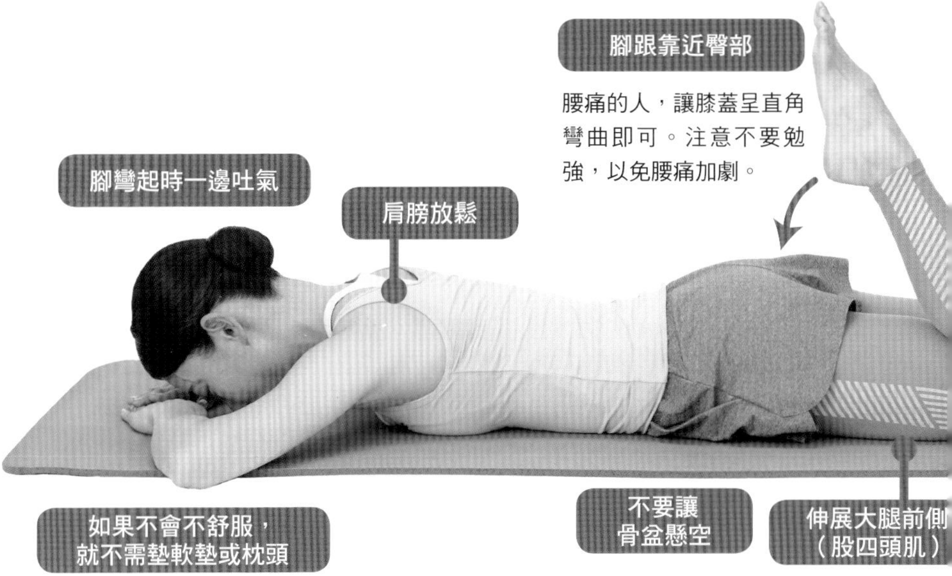
腳跟靠近臀部
腰痛的人，讓膝蓋呈直角彎曲即可。注意不要勉強，以免腰痛加劇。
腳彎起時一邊吐氣
肩膀放鬆
如果不會不舒服，
就不需墊軟墊或枕頭
不要讓
骨盆懸空
伸展大腿前側
（股四頭肌）

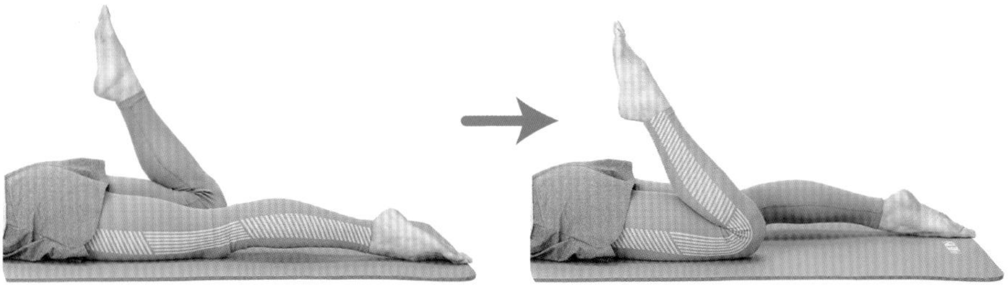

左右腳各10次，1天2組

笨重的身體變輕盈

基礎運動 2

強化臀部、鍛鍊大腿

透過鍛鍊大腿內側以及臀部上的臀大肌，可以紓解大腿前側的緊繃。另外，配合一邊吐氣一邊動作，可練習提高腹壓。不同於一般的腹肌鍛鍊，此動作會使用到擴張肋骨的所有腹肌，包含腹直肌、腹斜肌、腹橫肌等，整個腹部都會鍛練到。

鍛鍊整個腹肌，提高腹壓，穩定骨盆，能讓臀部更有力量，促進臀部肌群（臀大肌、臀中肌、臀小肌）的協調性，運動更有效。

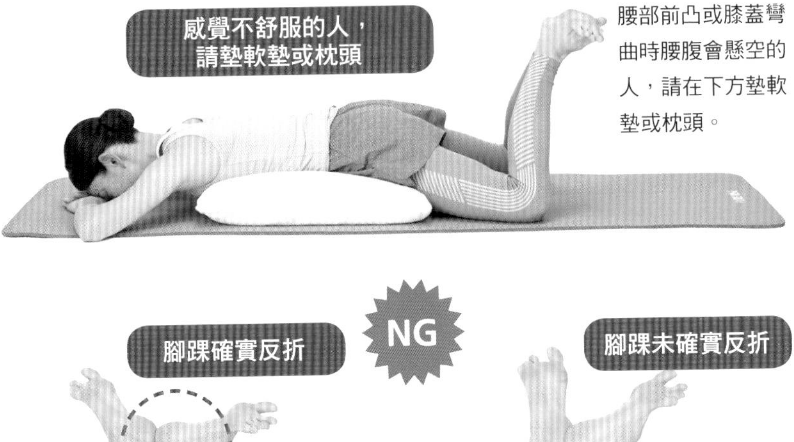

腰部前凸或膝蓋彎曲時腰腹會懸空的人，請在下方墊軟墊或枕頭。

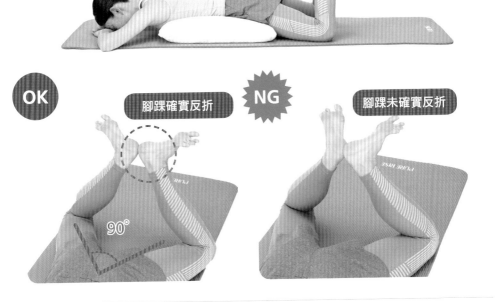

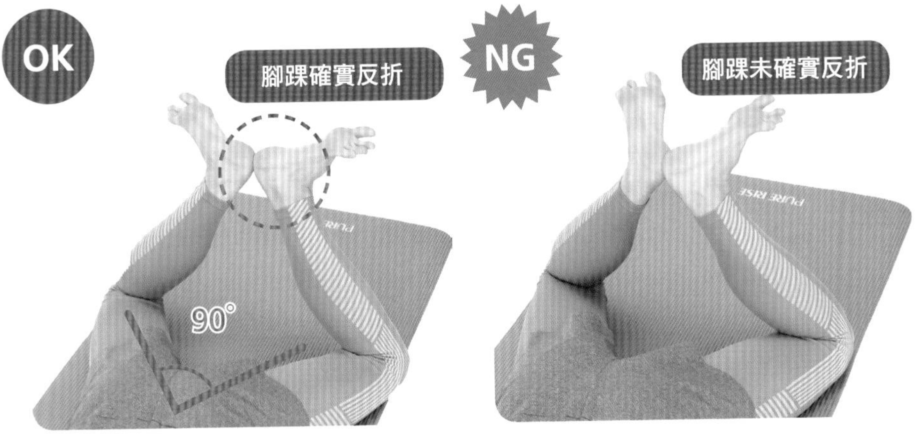

動作

❶ 身體朝下趴直，兩手交疊在額頭下方。

❷ 雙腳（髖關節部分）打開呈90度。

❸ 膝蓋呈90度角。

❹ 雙腳腳跟互相靠近，吐氣的同時互推3～5秒左右（持續吐氣）。

將意識放在臀部、腹部、腳跟這3點

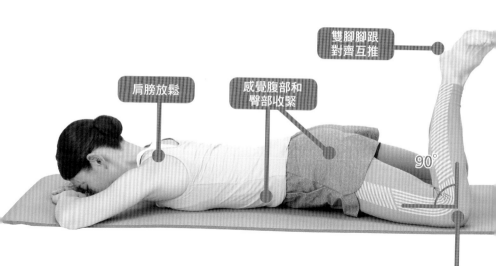

❺ 腳跟相對，停止施力。

❹～❺做5次，1天2組

不感到挫敗！逐步強化肌力的運動法

在日本，過去的生活總圍繞著榻榻米，以跪著用抹布擦地為代表，膝蓋、雙手接觸地板是很一般的動作。然而，逐漸轉變為西式的生活模式後，打掃時便改成使用吸塵器、拖把、刮水地板刷等等，早已遠離過去的日常動作。

現在，如果重新將雙手放在抹布上，跪地打掃，你將了解這個動作如何帶動平日沒有使用的肌肉。

不用想得太困難，只要每天練習趴下、起身的動作，也能慢慢鍛鍊起核心肌力。而且不會讓人感到挫敗，能長期持續下去，趴姿對於強化肌力可說是非常好的方式。

當然，一定有人覺得「對練肌力沒信心！」、「運動太困難了！」但是只要養成習慣，不知不覺中，你將會發現本書介紹的所有運動，你已經都能輕鬆做到，不再感到困難。

能夠輕鬆趴臥的人

試試看
進階版運動吧！

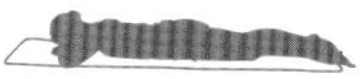

接下來介紹的兩個運動，
是為了不覺得趴臥困難的人，
而設計出的進階運動。
請配合身體狀況，不要勉強進行。

矯正姿勢 步伐增大

進階運動 1

強化臀部到大腿內側

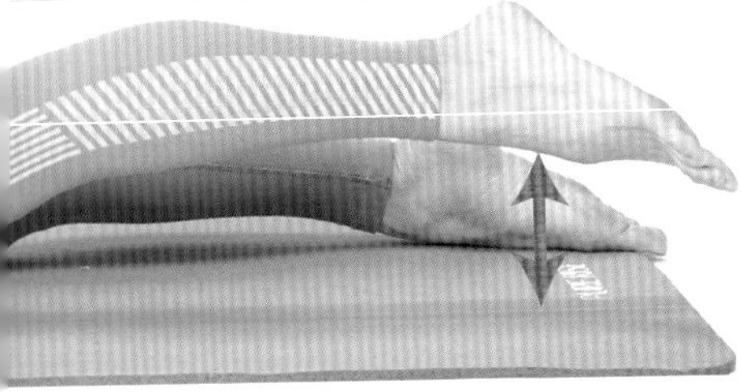

這個運動是基礎運動1和2的複合版。腳懸空後，因為支撐的支點變少，重力加壓的感覺會更明顯。因此，核心需要發揮更大的力量。

動作稍微有點難度，但對於姿勢不良和步伐的改善有很大的效果。

OK

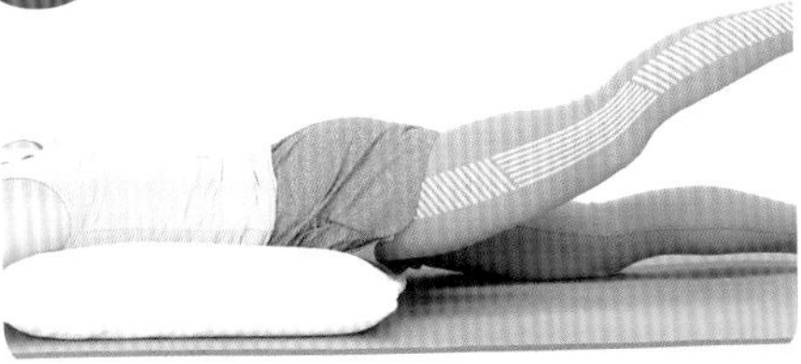

NG

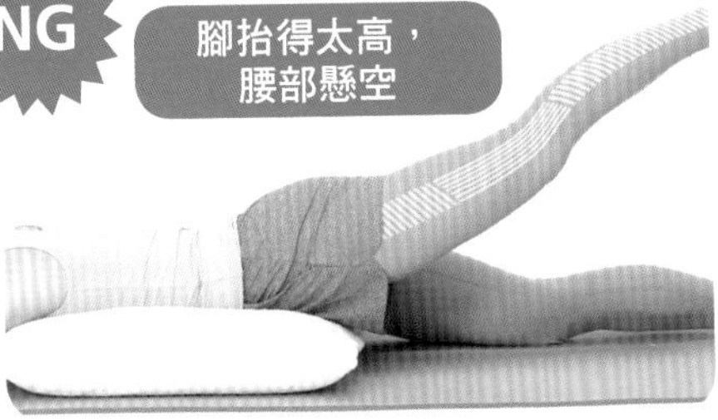

請注意！

這項運動只適用於可輕鬆趴著、做基礎運動1和2時不需枕頭輔助的人。

依身體狀況的不同，有時可能會覺得稍有負擔。
出現疼痛或不舒服的感覺時，請停止運動。
枕頭和軟墊需10英吋厚，最好可完全墊在軀幹部位，
使用一般的枕頭或軟墊時，請墊2個。

動作

❶ 趴在枕頭或軟墊上，兩手交疊在額頭下方。
❷ 吐氣的同時腹部出力，慢慢抬起一隻腳，再慢慢放下。

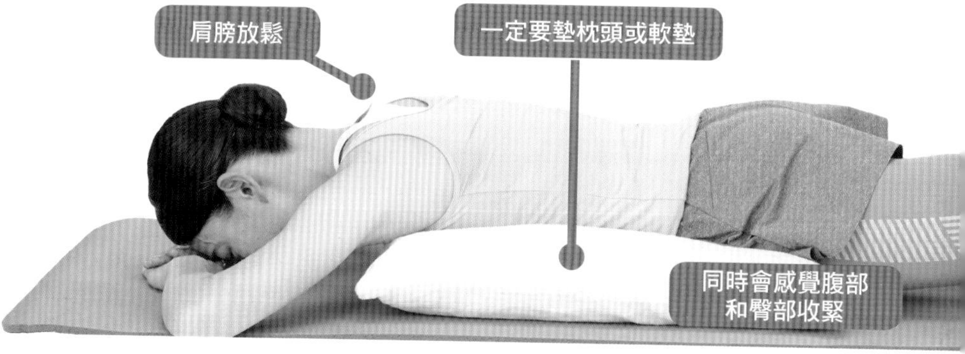

左右腳各5次，1天2組

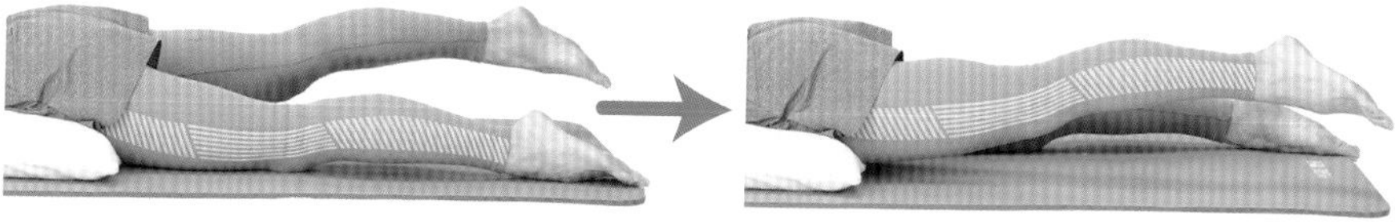

習慣後，改成雙膝跪地、雙手撐地運動。

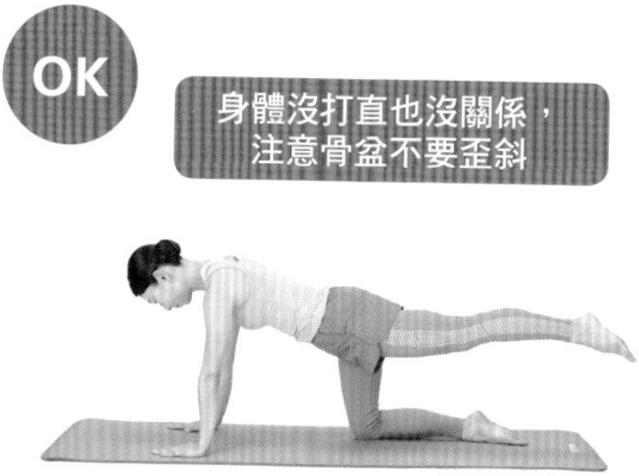
OK
身體沒打直也沒關係，
注意骨盆不要歪斜

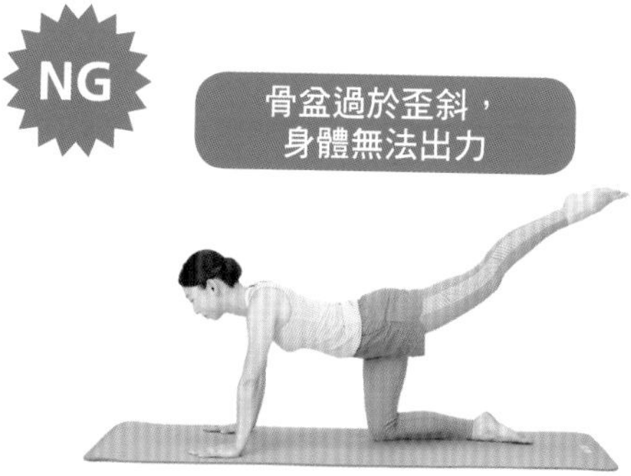
NG
骨盆過於歪斜，
身體無法出力

輕鬆維持良好姿勢

進階運動

2

強化背肌

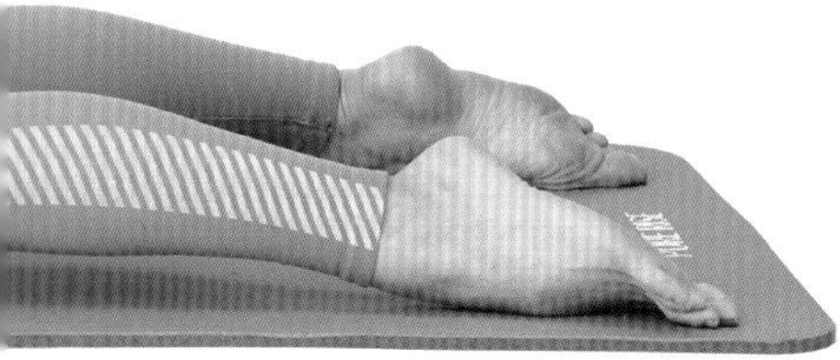

這個運動可強化背部的肌肉，尤其是對上部背肌的鍛鍊特別有效。光是趴著也能稍微伸展到背肌和胸椎，但如果更進一步伸展、鍛鍊這兩個部位，在改善駝背，維持理想體態的效果上會更明顯。

通常做這個姿勢時會讓腰部突出，如果身體感到有負擔，運動時一定要在身體下面墊枕頭或軟墊。

請注意！

這項運動只適用於可輕鬆趴著、而且做這個動作時頸部不會疼痛的人。

依身體狀況的不同，有時可能會覺得稍有負擔。
出現疼痛或不舒服的感覺時，請停止運動。
枕頭和軟墊需10英吋厚，最好可完全墊在軀幹部位，
使用一般的枕頭或軟墊時，請墊2個。

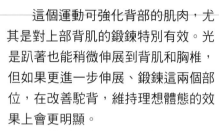

動作

❶ 趴在枕頭或軟墊上，兩手置於頭部兩旁。
❷ 吐氣的同時腹部出力，慢慢將上半身抬高。
❸ 上半身保持不動，吸氣。
❹ 吐氣的同時，上半身慢慢下降。

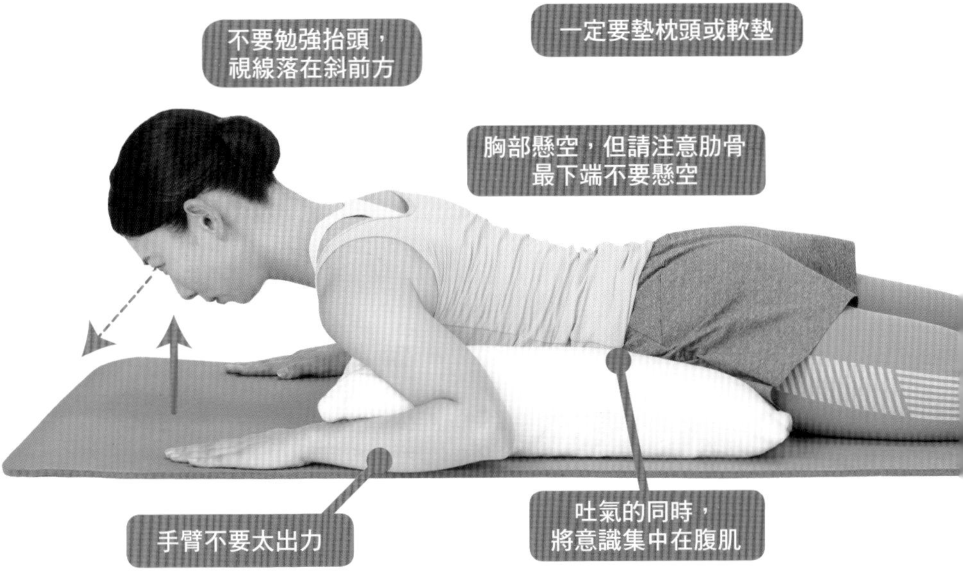

不要勉強抬頭，
視線落在斜前方
一定要墊枕頭或軟墊
胸部懸空，但請注意肋骨
最下端不要懸空
手臂不要太出力
吐氣的同時，
將意識集中在腹肌

❷～❹做5次，1天2組

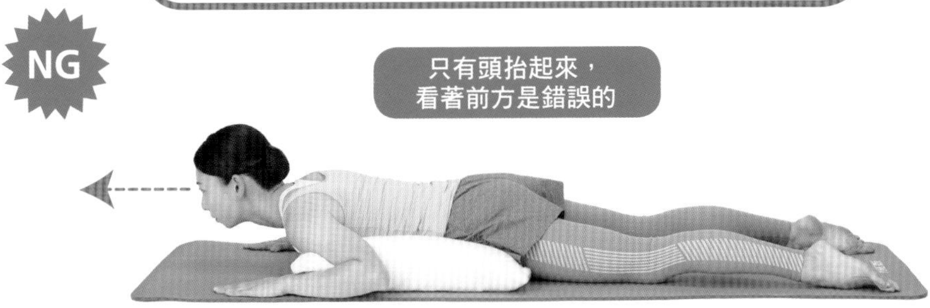

NG
只有頭抬起來，
看著前方是錯誤的

放鬆
肋骨和脊椎

不方便
趴臥時
的運動

伸展腹部

一整天在外奔波或在辦公室工作，不方便全身趴在地面上時，也能試試坐著或站著就可以進行的運動。

伸展腹部肌肉與肋骨，能讓呼吸變得更深層、順暢。這個運動的目的是放鬆肋骨和脊椎，可以讓緊繃的身體變輕鬆。在工作期間動一動，還能迅速恢復精神。

也可以這樣簡單運動！

這套動作能舒服地伸展到肋骨和脊椎。

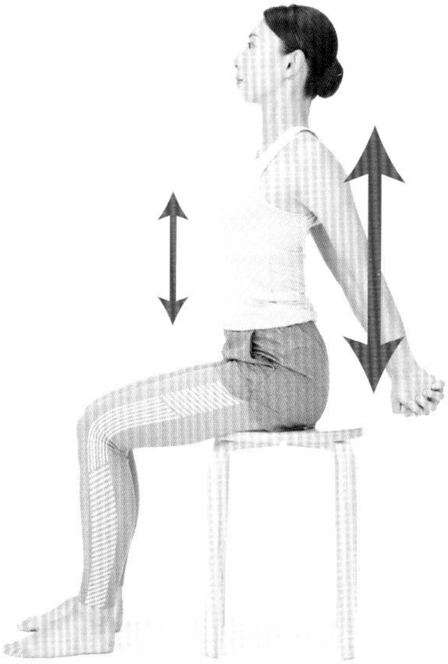

雙手在後互握，吸氣。
吐氣的同時，背往前挺。

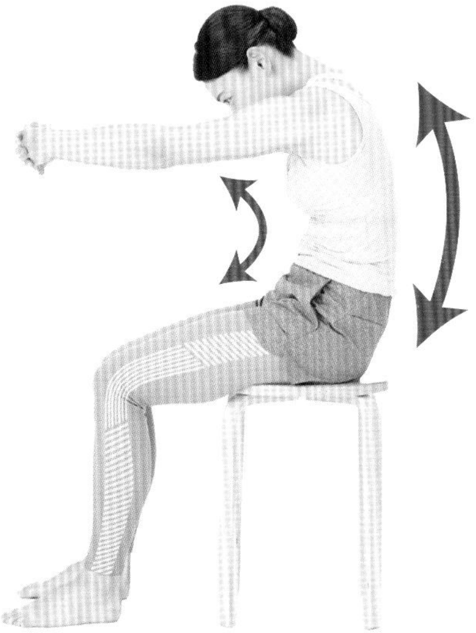

雙手向前互握，吸氣。
吐氣的同時，背部拱起。
（視線落在膝蓋之間）

動作

1. 站穩或坐穩後，先吸氣預備，吐氣的同時，一隻手舉起，向側面伸展。
2. 吐氣結束後，身體回正，換做另一邊。

左右各5次

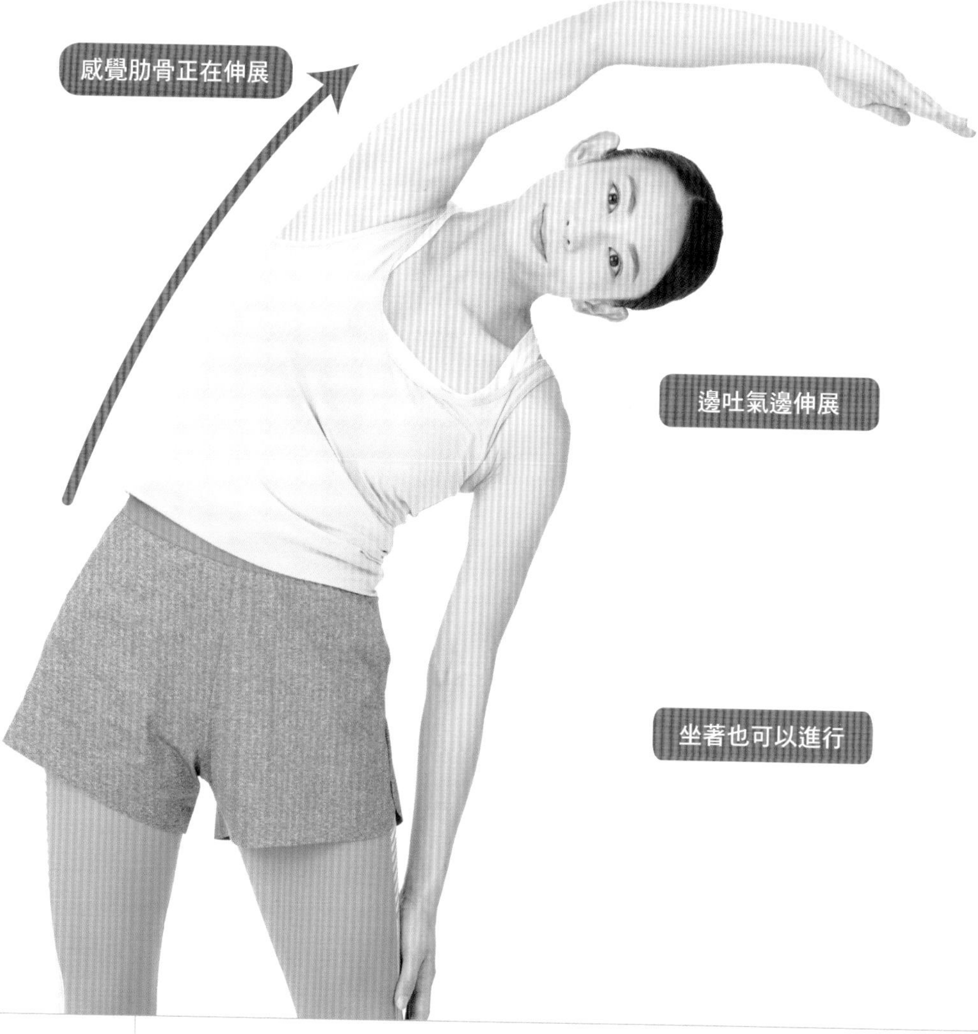
感覺肋骨正在伸展
邊吐氣邊伸展
坐著也可以進行

1天1分鐘真的有效？想知道更多「趴」的知識！

Q 我覺得趴著對身體不好，難道不是嗎？

A 如果可自行控制姿勢就不會有問題。

除了需多加留意嬰兒猝死症（SIDS）的風險之外，如果可以自行趴下、起身恢復原本的姿勢，就沒有問題。

但是，也不應該勉強自己。進行的過程中，若發現身體有疼痛或不舒服，請立即停止。

另外，本書提倡的是每天從生活中抽出1分鐘的時間維持趴的姿勢，並非長時間趴著入睡。對於健康的人來說，1天趴1分鐘，應該不會太困難。

Q 頸部和腰部疼痛，也可以練習趴姿嗎？

A 請放慢動作，依照身體狀況判斷。

請先試著慢慢地趴下去看看，感受一下身體的狀況，應該能判斷是否可以保持1分鐘。如果覺得很痛、好像不能持續，請立刻回復到原本的姿勢。

腰痛的人建議在腹部下加墊枕頭或軟墊，應該就能順利進行。如果覺得頸部疼痛，可以先縮短練習時間，等慢慢感覺不僵硬，再逐漸拉長。在不勉強自己身體的情況下，一點一點增加趴著的時間，久而久之就會感受到身體上的變化。

如果覺得臉朝左或朝右很不舒服，請先將臉朝下1分鐘。行有餘力時，再慢慢將臉改為朝左或朝右。真的感覺不舒服，再將臉朝向另一側，依照自己舒服的方式趴著就行了。

如果持續1分鐘很辛苦，請縮短練習時間，按步就班嘗試。

Q 1天只做1分鐘不會太短嗎？

A 為了讓大家能夠持續下去，所以建議1天1分鐘。只要不會不舒服，超過時間也沒有關係。

重要的是「持續」，與其不做，不如做一點。

從這個觀點來看，本書才會預設最少做1分鐘。希望讓大家願意持續下去，甚至養成習慣。

很多人在經過實際體驗後覺得不錯，結果不自覺地幾乎都會超過1分鐘。只要身體不會不舒服，當然可自行將時間拉長。

Q 開始練習後，多久會有效果？

A 快的人，2、3天就有成效。

快的話，有人2、3天就很有感，也有人持續1個月後，才開始感覺到變化。

另外，有很多人雖然從外表看不出明顯成效，但是從一開始就有不錯的感受，相反的，也有人剛開始沒有感覺，持續一陣子後卻有大幅轉變。這個部分有很明顯的個人差異。

而且，有的情況是初次感受良好，習慣了反而沒有特別的感覺。遇到這樣的情況，建議可以去做第3章的運動。

Q 對減重有幫助嗎？

A 依發胖原因而異。

趴姿對減重的效果因人而異，並不是對每個人都有效。但的確有成功的案例，因持續這種姿勢而體重減輕。

大部分瘦下來的原因是，腸道活絡促進排便的關係。

相反的，也有案例是，瀕臨臥床情況的人，因為練習趴姿，過於消瘦的體重增加，回復到正常體重。這是因為食欲增加，進食狀況改善的關係。

從這些案例可得知，與其說趴姿單純對減重有效，倒不如可以想成，能讓這個人的身體朝更好的狀態發展。

Q 趴著的時候，要將意識放在哪個位置？

A 請感覺肋骨的活動。

請將意識集中在肋骨，一邊想像擴張背部一邊呼吸。

雖說肋骨，究竟是前面還是後面，也有人很難辨別清楚。這樣的人，建議想著接觸地板的前側肋骨，應該比較容易理解。

然後，請試著想像打開背部的感覺，專心呼吸吧。

Q 沒有感覺到髖關節伸展，是動作錯了嗎？

A 健康的人沒有伸展的感覺是正常的。

實際上，沒有伸展到的感覺也沒有關係。

雖說要伸展髖關節，但最終目的不在伸展，而是矯正歪斜的脊椎，讓彎曲的髖關節角度變成0度（伸直）。

嚴重駝背的人，尤其是年長者，因為髖關節彎曲嚴重，只要將身體趴直，基本上就能有伸展的感覺。但若是年輕人或姿勢良好的人，沒有伸展的感受是很正常的。

如果想加強伸展的鍛鍊，可搭配第3章的運動。

Q 1天趴30分鐘以上也沒關係嗎？

A 身體不會不舒服就沒關係。

以自己身體的感受為主，如果沒有不舒服就持續下去。

但是，就像按摩維持同一個姿勢30分鐘以上一樣，如果固定趴姿太久，頸部也有可能會疲累。因此，建議長時間進行時，儘量多次變換臉的朝向。

Q 鍛鍊肌肉時需間隔幾天讓身體休息，練習趴姿也要嗎？

A 不需要中斷，每天做也沒問題。

俯臥跟鍛鍊肌肉不一樣，不算激烈的訓練。因此，縱使是討厭運動、體力不佳的人也可以輕鬆持續，對身體的負擔不大，所以可以每天練習。

為了容易持續，才會以1天1分鐘為基準，如果真的休息幾天，也不會有不好的影響。不需要這麼嚴守紀律，有做總比沒做好，只要這樣去想就夠了。

Q 感覺非常有效果，所以也想運用在小孩身上，請問幾歲開始可以進行？

A 出生後5、6個月的小孩就可以做，但要有大人在旁邊協助。

小孩能不能趴的判斷依據與大人相同，可自行趴下、再恢復到原姿勢。但是，必須有大人在一旁隨時看顧。

出生5、6個月的嬰幼兒，基本上頸部已經長硬，可以自行支撐頭部。請觀察他們的狀況，當他們感覺趴到疲累，不能自行抬頭時，請停止。時間可以是1分鐘，最長大約3～5分鐘最為恰當。

我認識的體驗者中，有小孩（5個月）因此解決便秘問題。

趴姿沒有年齡的限制，對於身體柔軟的年輕人，也因為可以輕鬆做到，不會感到排斥。

Q 在公司時，坐著趴在桌面上，有效嗎？

A 不能伸展到腹部，但對呼吸有益。

趴姿最重要的目的在於伸展腹部。坐在椅子上的話，可以伸展背部，卻無法伸展到腹部。也不能達到紓解肌肉緊繃、放鬆身體的功用。但對呼吸仍有助益。

外出無法趴臥時，建議可以做第3章的第5個運動。

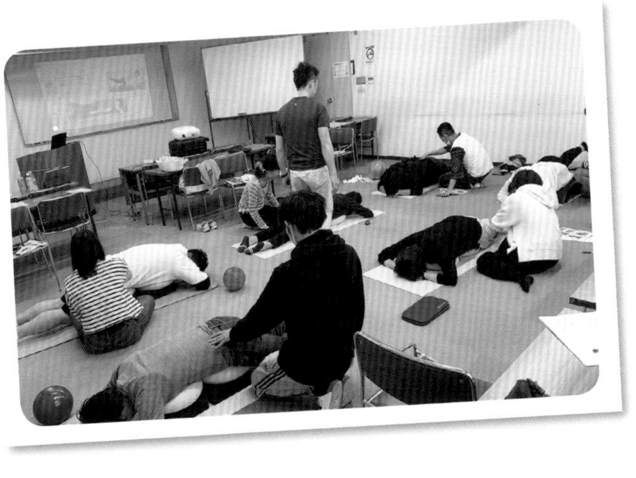

後記

我長年在臨床的現場，看到許多患者都有趴臥上的困難。在地方的照護機構中，也遇過很多好幾年未曾趴臥的年長者，或是因為年紀太大、身體長期沒有運動而過於僵硬，已經無法順利趴臥的人。

明明只是「趴」這樣簡單的姿勢，卻會隨著年紀增長漸漸無法做到，這其實一點也不令人意外。隨著在這個領域的時間越長我越了解到，我們的身體能否順利趴臥，與活動度有著密切的關連，對人體健康的重要性也很大。這也是為什麼，我希望大家能夠盡早養成每天「趴一下」的習慣。

請大家不要想得太難，最重要的是先嘗試看看。

「趴」這個動作本身，並不是很難做到的姿勢。但是，很多人隨著年齡的增加，脊椎漸漸變得過度彎曲，四肢的可動範圍慢慢變窄，肌力開始衰退、下降，等意識到的時候，已經連「趴下」都辦不到，這也是不爭的事實。因此，請務必在還年輕的時候，盡早養成趴的習慣。

不論哪一種健康法或運動，關鍵都在於能否持之以恒。

雖然說在現代社會中，每個人都為了工作與生活忙得團團轉，難免有無法持續的時候。但是，晚上睡前趴1分鐘，比每天穿30分鐘雕塑襪套簡單多了。希望大家能夠天天實踐，就算不是每天，也盡可能多多嘗試，才能重新修復過於鬆弛或僵硬的身體，預防或改善各種不適的症狀。

如果大家都養成1天趴1分鐘的習慣，能夠輕鬆做到的高齡者增加了，全國的健康壽命也能夠因此延長吧。

希望這本書能幫助更多人獲得健康，這將會是我最高興的事。

乾　亮介

參考文獻

千住秀明、真　敏著，宮川哲夫監修，石川朗、神津玲、高橋哲也編輯《呼吸物理療法標準手技》醫學書院，2008年

川嶋MIDORI、丸川征四郎編著，日野原重明監修《活用於看護的俯臥療法　俯臥恢復「身體與心理」》日本看護協會出版會，2016年

川嶋MIDORI、丸川征四郎編著，日野原重明監修《俯臥健康法》Kkbestsellers，2005年

竹井仁著《恢復正確理想的姿勢　姿勢教科書》NATSUME社，2015年

舟波真一、山岸茂則著《用俯臥治療疼痛》小學館，2016年

片平悦子著《讓「三種體液」流動就健康！》自由國民社，2013年

Stiller K: Physiotherapy in intensive care, chest.118(6):1801-1813,2000.

厚生勞動省大臣官房統計情報部「厚生勞動白書平成23年（2011）人口動態統計月報年計（概算）之概況」『主要死因別的死亡率年度變化』2012年

厚生勞動省大臣官房統計情報部「厚生勞動白書平成29年（2017）人口動態統計月報年計（概算）之概況」『主要死因別的死亡率年度變化』2018年

寺本信嗣〈吸入性肺炎〉《Journal of clinical rehabilitation》12(5):399-405, 2003.

朝井政治、俵祐一、夏井一生等〈針對吞嚥障礙的物理治療，其現狀與今後展望〉《物理療法學》23(8) :1111-1116, 2006.

前本英樹、上村恭生、木口利明等〈造成高齡者肺炎患者ADL低下的主因檢討〉《物理療法學》34(1):16-20, 2007.

Mauro D B, Melisenda C, Daniel M, Simona Z, Claudia P, Vincenzo B, et al: Thoracic kyphosis and ventilatory dysfunction in unselected older persons :an epidemiological study in dicommano, Italy. J Am Geriatr Soc, 52(6):909-915, 2004.

Mehrsheed S, Eiji I, John W R, Erik J B, Heinz W W: Correlation of back extensorstrength with thoracic kyphosis and lumbar lordosis in estrogen-deficient women. Am J Phys Med Rehabil, 75(5):370-374, 1996.

Vasilios S, Susan B, Deborah K, Michele W, Tamara F, Cynthia H: The effect of cervical bracing upon swallowing in young, normal, healthy volunteers. Dysphagia, 18:39-45, 2003.

寺垣康裕、新谷和文、末木恒治等〈以坐姿駝背指數計量評估脊椎後凸的可信度與有效性〉《物理療法學》19(2) :137- 140, 2004.

Milne J S, Lauder I J: Age effects in kyphosis and lordosis in adults. Annals of human biology,1(3):327-337, 1974.

Ylinen J: Stretching techniques, External oblique abdominis, Internal oblique abdominis: Stretching Therapy. Churchill Livingstone, Edinburgh, London, New York, Oxford, Philadelphia, St Louis, Sydney, Toronto, 2008.

Wendy B K, Deborah E S, Anita L S, Linda W, Kate A H: Changes in flexed posture, musculoskeletal impairments, and physical performance after group exercise in community-dwelling older women. Arch phys med rehabil, 88 (2):192-199, 2007.

Yi-Liang K, Elizabeth A T, Mary P G: Sagittal spinal posture after pilates-based exercise in healthy older adults. Spine, 34 (10):1046-1051, 2009.

Maria G B, Lisa B, Chiara P, Antonio F, Sandro G: Effects of an adapted physical activity program in a group of elderly subjects with flexed posture: clinical and instrumental assessment. Journal of Neuro Engineering and Rehabilitation, 25:5-32, 2008.

Gail A G, Mei-Hua H, Arun S K, Leanne S, Sybil C: Yoga decrease kyphosis in senior women and men with adult onset hyperkyphosis: results of a randomized controlled trail. J Am Geriatr Soc, 57 (9):1569-1579, 2009.

伊藤彌生、山田拓實、武田圓〈駝背高齡者的呼吸功能與呼吸模式檢討〉《物理療法學》22(3):353-358, 2007.

Milne J S, Williamson J: A longitudinal study of kyphosis in older people. Age and ageing,12(3):225-233, 1983.

Kado D M: The rehabilitation of hyperkyphotic posture in the elderly. Eur J Phys rehabil med, 45:583-593, 2009.

Eiji I, Mehrsheed S: Effect of back-strengthening exercise on posture in healthy women 49 to 65 years of age, Mayo Clin Proc , 69(11):1054-1059, 1994.

Ball J M, Cagle P, Johnson B E, Lucasey C, Lukert B P: Spinal extension exercises prevent natural progression of kyphosis. Osteoporos Int, 20:481-489, 2009.

Kuo YL, Tully E A, Galea M P: Sagittal spinal posture after pilates-based exercise in healthy older adults. Spine, 34(10):1046-1051, 2009.

住吉和子、瀧川佳惠、長田敏子〈俯臥療法對在家久臥高齡者的療效〉《Japanese Journal of Nursing Art and Science》11(2):62-66, 2012.

小板橋喜久代、柳奈津子、新村洋未〈俯臥對高次元腦功能與自律神經功能的影響——腹部俯臥姿勢與大腦心肺功能〉，《看護學雜誌》68(6):2004.

大宮裕子、佐藤彰紘、横山悦子、辻容子、大西謙吾、白鳥愛子、岩渕惠子〈俯臥姿勢的放鬆效果〉《目白大學健康科學研究科》(9):9-15, 2016.

Susan E L, Margaret S T, Anthony S, Yinmiao C, Joseph T M, Dennis L, Walter J L: Predictors of aspiration pneumonia: How important is dysphagia? Dysphagia, 13(2):69-81,1998.

Cumhur E, Arzu K, Nefati K, Yesim K, Arzu Y O, Sultan T, Ibrahim A: The effect of head and neck positions on oropharyngeal swallowing: A clinical and electrophysiologic study. Arch Phys Med Rehbili, 82(9):1255-1260, 2001.

乾亮介、森清子、中島敏貴、李華良、西守隆、田平一行〈頸部角度變化對吞嚥時吞嚥肌肉與頸部肌肉活動的影響——從表面肌電圖來檢討〉《每日飲食吞嚥復健會雜誌》16(3):269-275, 2012.

仲保徹、山本澄子〈脊椎後凸姿勢對擴胸運動的影響〉《物理療法科學》24(5):697-701, 2009.

Elsie G C, Hilda A I J, Cheryl E K: Thoracic kyphosis, rib mobility, and lung volumes in normal women and women with osteoporosis. Spine,19(11):1250-1255,1994.

Craig L S: Bronchial hygiene therapy: Fundamentals of respiratory care,7th ed. 791-816, Mosby, St.Louis, 1998.

坂光徹彥、浦邊幸夫、山本圭彥〈脊椎後凸變形與平衡能力及步行能力的關係〉《物理療法科學》22(4):489-494, 2007.

Moira Merrithew, Beth Evans, Laureen Dubeau, Connie D Ierullo, Rise Karns, Joanna Speller: STOTT PILATES®comprehensive Matwork a fully illustrated manual. Merrithew Corp, Toronto, Canada, 2004.

台灣廣廈國際出版集團
Taiwan Mansion International Group

國家圖書館出版品預行編目（CIP）資料

1天1分鐘脊椎矯正術：只要趴對就健康！拉伸脊椎×調整呼吸×鍛鍊肌力，全面改善肩頸、腰背、臀腿的痠痛不適／乾亮介著.
-- 初版. -- 新北市：蘋果屋, 2021.02
面； 公分
ISBN 978-986-99728-4-0（平裝）
1.脊椎病 2.運動療法

416.616　　109022038

蘋果屋
APPLE HOUSE

1天1分鐘脊椎矯正術

只要趴對就健康！拉伸脊椎×調整呼吸×鍛鍊肌力，全面改善肩頸、腰背、臀腿的痠痛不適

作　　者／乾亮介
監　　修／岡田欣之、岡田真理子
譯　　者／黃姿頤
編輯中心編輯長／張秀環・**編輯**／許秀妃
封面設計／何偉凱・**內頁排版**／菩薩蠻數位文化有限公司
製版・印刷・裝訂／東豪・弼聖・秉成

行企研發中心總監／陳冠蒨
媒體公關組／陳柔彣
綜合業務組／何欣穎

發 行 人／江媛珍
法律顧問／第一國際法律事務所 余淑杏律師・北辰著作權事務所 蕭雄淋律師
出　　版／蘋果屋
發　　行／蘋果屋出版社有限公司
地址：新北市235中和區中山路二段359巷7號2樓
電話：（886）2-2225-5777・傳真：（886）2-2225-8052

代理印務・全球總經銷／知遠文化事業有限公司
地址：新北市222深坑區北深路三段155巷25號5樓
電話：（886）2-2664-8800・傳真：（886）2-2664-8801
郵政劃撥／劃撥帳號：18836722
劃撥戶名：知遠文化事業有限公司（※單次購書金額未滿1000元需另付郵資70元。）

■出版日期：2021年02月
ISBN：978-986-99728-4-0